CONNECTING
WITH
THE **AUTISM**
SPECTRUM

连接孤独症

与自闭症谱系障碍人士的
沟通及倾听策略

[加] 凯西·沃默（Casey Vormer） 著

郭放 译

How to Talk,
How to Listen, And
Why You Shouldn't Call
It High-Functioning

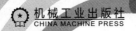
机械工业出版社
CHINA MACHINE PRESS

本书作者是一名孤独症人士和艺术家，他在书中以第一人称的角度讲述了自己与孤独症共生的历程及其对孤独症人士如何实现个人发展的思考。本书是理解孤独症人群的一个值得信赖的来源，并提供了罕见的视角。作者结合自身的成长经历，解读了孤独症人士的行为方式，并为孤独症人士及其周围人群提供了清晰而实用的社交和沟通策略。本书提供：

简单方法：发现与孤独症人士沟通的最佳方式；

情境成功：为各种情境设计恰当的沟通方法和细节注意事项，包括学校、工作和社交场景；

人文关怀：从清晰、真诚的观点中提供有价值的信息，而不是寻求"治疗"或操纵。

Copyright© 2020 by Rockridge Press, Emeryville, California
Cover and interior illustration © shuoshu / iStock 2020
First Published in English by Rockridge Press, an imprint of Callisto Media, Inc.

北京市版权局著作权合同登记　图字：01-2021-4232 号。

图书在版编目（CIP）数据

连接孤独症：与自闭症谱系障碍人士的沟通及倾听策略 /（加）凯西·沃默（Casey Vormer）著；郭放译 . —北京：机械工业出版社，2022.9
书名原文：Connecting With The Autism Spectrum: How To Talk, How To Listen, And Why You Shouldn't Call It High-Functioning
ISBN 978-7-111-71570-2

Ⅰ.①连… Ⅱ.①凯…②郭… Ⅲ.①孤独症 – 精神疗法 Ⅳ.① R749.99

中国版本图书馆CIP数据核字（2022）第166775号

机械工业出版社（北京市百万庄大街22号　邮政编码100037）
策划编辑：侯春鹏　　　　责任编辑：侯春鹏
责任校对：张亚楠　王明欣　责任印制：常天培
北京机工印刷厂有限公司印刷

2022年10月第1版第1次印刷
148mm×210mm · 5.75印张 · 2插页 · 90千字
标准书号：ISBN 978-7-111-71570-2
定价：59.80元

电话服务　　　　　　　　　网络服务
客服电话：010-88361066　　机　工　官　网：www.cmpbook.com
　　　　　010-88379833　　机　工　官　博：weibo.com/cmp1952
　　　　　010-68326294　　金　书　网：www.golden-book.com
封底无防伪标均为盗版　　　机工教育服务网：www.cmpedu.com

致亲爱的中国读者 ————————————●

　　感谢你阅读这本书。让越来越多的人了解孤独症以及孤独症人士每天面临的挑战，将对孤独症群体大有裨益。孤独症并不总是有可见的症状，但这并不意味着它不存在。我本身就是一名孤独症人士，我们中的许多人学会了掩饰，隐藏我们每天必须面对的挑战，因为我们害怕被误解，被欺负，被排斥，而所有这一切只是因为我们天生就是这样的人。就我个人而言，人们经常对我说，我甚至看起来都不像孤独症人士，所以我的生活肯定没有什么困难。这种看法很令人懊恼，因为我经常需要付出巨大的努力才能应付得了每天的事务，度过"正常"的一天，而这些事实是神经典型者可能根本不会想到的。我们每个人都希望在社会中占有一席之地，我们希望在那里能感到自己真正被欣赏，找到归属感，而这只有当我们能够成为真正的自己时，才会有这样的感觉。这一点在我们生活的各个方面都很重要，无论是在学校还是在家里，在工作中还是在一般的社交活动中。

人们往往倾向于看到别人的弱点和他们不能做到的事情。人们还会将他人与被认为是"正常"的人进行比较。这是一个真正的遗憾，因为这样的简单比较会让整个社会错过很多东西。差异是孤独症人士的独特之处，是它让每个人成为特殊的一个。社会应该拥抱差异。我们可以一起努力，在合适的时间、合适的地点，对孤独症人士提供合理的便利，这将使孤独症人士克服自身弱点，变得更强大。而最重要的一点是，孤独症人士应该专注于自身的优势，并在此基础上获得发展。每个人都有不同的长处，所以我们可以一起组成更棒的团体，相互成就。这样，每个人就可以被纳入其中。我相信这也是每个人茁壮成长的关键。

我希望你会喜欢这本书，并希望它能帮助你和你周围的孤独症群体。

非常感谢你，并向你致以最美好的祝愿。

凯西·沃默

前　言 ———————————————————————●

　　我六岁的时候，第一次走到学校的操场上，我看到周围所有的孩子都在玩游戏、喊叫、大笑或交谈。他们在以一种非常自然的方式进行交流和互动，然而我却被这些嘈杂的声音和所有这些孩子闹哄哄的景象弄得非常不知所措。我的心灵受到了震撼，这一幕很让我害怕（尽管这一情景对你来说很正常）。再往深处想，一想到自己如果不合群，就更容易成为学校里的局外人或是成为被攻击和取笑的目标，我就更焦虑了。我想，对我来说，最好的事情就是能够融入学校的环境，交一些朋友。但我不知道如何与其他孩子互动。我对他们的游戏、语言和行为一无所知。所有其他孩子看起来都很外向，而我的整个世界都存在于我自己的脑海里，我找不到离开那里的方法。最初的学校生活让我焦虑了相当长一段时间，我发现自己完全迷失了，而且感官受到了过度刺激。我只想躲在一个安静的角落里，坐在长椅上，一个人坐着。

许多年来，我在生活的不同方面进行着激烈的斗争。社交、沟通、交朋友、学校生活和工作——所有的挣扎都是为了让自己顺利度过每一天，不被孩子们欺负或被大人吼叫。每时每刻我都在努力试图理解我周围的世界，努力使自己像个普通人一样生活。我创造了一整套技巧来掩盖我的个人差异和面临的挑战，但我始终不知道为什么这一切对我来说是如此困难。经过了很多专家和心理学家的多次测试，我在21岁那年被诊断为患有典型的孤独症。尽管我的挣扎远未结束，但我终于明白了为什么一切常人眼中"正常"的事情对我来说却是那么困难。

回顾自己的过去，我意识到我经历了很多不必要的挣扎和苦楚，没有人应该经历这些事情，不管他是不是孤独症人士。如果当时我对孤独症有更多的了解，或许我就不会遭受这么多的痛苦。有很多关于孤独症谱系障碍的书是由非孤独症作者写的，他们很难发自内心地去理解和解读孤独症，这就是我决定写这本书的原因：让人们从一个身处其中的人那里了解孤独症人士的世界。除了提供有关孤独症的背景资料和科学事实，如孤独症到底是什么，何时被发现，如何诊断，以及描述孤独症谱系中的儿童和成人的一些典型特征之外，我还将通过分享我自己的故事，向你"展示"孤独症谱系障碍人士的真实世界，以及患有孤独症是一种什么样的感觉。写作本书的主要目的就是为我们在多种情境下与孤独症谱系障碍人士进行有效沟通和互动提供见解和建议，如学校、生活和工作情境。在一些孤独症网络论坛上有这样一种说法，如果你认识一位孤独症人士，那么你就认识一位孤独症人士（意思是说没有两位孤独症人士的特征是完全相同的）。当然，尽管没有一位孤独症人士与我完全一样，但我们仍有许多共同点。我希望这本书能将你引导至正确的方向，改善你与孤独症谱系障碍人士的沟通和互动，让每个人都能感到被倾听和被尊重。

如何使用本书

在这本书中，我将分享一些关于孤独症的基本科学事实，但本书大部分内容来自我作为孤独症谱系障碍人士的亲身经历。作为一名孤独症人士，我在儿童时期及如今仍在遭遇的困难和挑战，可能与其他孤独症人士面临的困难和挑战不完全相同。神经典型者（neurotypical[⊖]，即非孤独症人士）可以把这本书作为在不同情境下与孤独症谱系障碍人士进行互动和社交的指南。神经典型者需要了解孤独症人士面临的困难和挑战，这样他们就能认识到彼此之间沟通问题的根源所在，尽管具体的沟通问题和解决方案可能会有所不同。值得重申的是，没有一位孤独症人士和我完全一样，其他孤独症人士也可能没有经历过类似的故事。但他们却可能面临着其他方面的挑战和困难，或者以不同的方式试图表达自己。因此，从我的经验出发，对我来说是正确、有效的东西，对其他孤独症谱系障碍人士来说不一定便是正确的。有许多关于孤独症的书是由非孤独症谱系障碍人士所写，尽管他们分享了许多非常有价值的信息，但他们并不了解患有孤独症的真实感受。这就是为什么人们直接从孤独症谱系障碍人士那里了解孤独症是很重要的。

⊖ 在本书中，神经典型者（neurotypical）被用来描述那些没有神经发育障碍的大多数人，而神经多样性（neurodiverse）被用于描述患有孤独症谱系障碍等神经发育异常的人。

目　录 ————————————————————————•

第六章
**社交关系中
的孤独症**

06

01

第一章

理解孤独症谱系障碍

连接孤独症

与自闭症谱系障碍人士的
沟通及倾听策略

在我还是孩童时，我就已经面临着许多孤独症带来的挑战和困难，但直到我21岁时才被诊断出来患有孤独症。我出生于20世纪80年代，那时孤独症并不像今天这样被人理解，特别是在我长大的荷兰小城阿佩尔多恩。除此之外，我演练了一套巧妙的技巧来掩盖我的困境，这让许多孤独症的典型症状在我身上并不明显。和许多孤独症谱系障碍人士一样，我在人生中长达二十多年的时间里竟没有被诊断出来。人们注意到我的不同，我经常被认为是行为不端、懒惰、自私、粗鲁、愚蠢或笨拙的。而在我出生的几十年前，孤独症就已经被李奥·坎纳（Leo Kanner）博士和汉斯·阿斯伯格（Hans Asperger）博士等研究人员所研究和认识，但只有症状最严重的孤独症人士才会被确诊。如果你经历过类似的人生，你会知道这种挫败感很难用语言表达——被别人认为是怪胎，而你的内心却知道你并不是。如今，人们对孤独症有了更多的了解，过去多年不了解自己面临的困境根源的人可能在更早的阶段就能被诊断出来。本章将为你提供一些关于孤独症医学史的基本背景知识，帮助你了解孤独症的诊断方法、一些常见的症状，以及这些症状对思维和交流的影响。

什么是孤独症？

"孤独症"这个词通常被定义为一种神经和发育疾病，其特点是病患在社会交往和沟通技能方面存在困难。我非常清楚地记得，我在21岁时被确诊为孤独症，当时我已经是一个年轻的成年人了，但人们仍会把我看作是一个小孩子，这正是他们给我的感觉。我仍然爱玩玩具，内心也基本上是个孩子（可能现在仍然是——稍后再谈这个话题）。我在生活的各个方面都如此挣扎，我也不知道为什么对别人来说很自然的事情对我来说却困难重重。从我小时候起，我就从不同的医生或心理医生那里得到了许多不同的假"诊断"，如"应对父母离婚的心理应激反应"，但这些诊断强安在我身上似乎并不合适。要清楚一点,大约40%的孤独症谱系中的成年人也曾被诊断为单一的焦虑症。焦虑症的症状往往与孤独症有关,但当一个人患有焦虑症时,他不一定是孤独症人士。而孤独症人士通常都会因为社会适应问题而产生一定的焦虑症状。

在最终得到我的孤独症诊断后,所有谜团解开了,事情也自然水落石出。我终于明白为什么生活对我来说是如此挣扎了。诊断成人孤独症并没有公认的方法,诊断儿童的方法也经常用于成人。本节将介绍诊断孤独症儿童的方法,以及如果你怀疑自己处于孤独症谱系中,你应该做些什么。本节还将介绍儿童和成人孤独症谱系障碍最常见的症状,如社交和沟通困难,以及感官方面面临的挑战。

如何诊断儿童孤独症?

因为孤独症谱系的范围很广,所以诊断它可能会很困难。没有办法像验血那样从医学意义上识别孤独症,所以医生必须观察儿童的行为和发展状况。对于儿童的孤独症诊断,推荐使用孤独症诊断观察量表(ADOS-2)。

ADOS-2是一个标准化工具，用于评估和诊断孤独症谱系障碍。它包括一些以玩具和拼图为基础的游戏任务，内容涉及社会互动和与医生或检查者的交流。医生会观察儿童在做这些任务时与检查者的互动情况，并根据这种互动进行部分评估。

遗传筛选（genetic screening）是另一种方法。但这种方法很少被用到，因为它并不能给出真正的诊断结论，实际上它也不是为了诊断孤独症而设计的。但它可以帮助人们更深入地理解孤独症的信息或相关症状，有时它可以为孤独症儿童父母提供关于可能遇到的医疗方面的信息，如消化、睡眠、癫痫发作、过敏和其他生理障碍等问题。

诊断儿童孤独症的另一个重要部分是父母访谈。父母被要求尽可能详细地介绍孩子出生以来的发展情况，以及是什么让他们认为孩子可能患有孤独症。婴儿与父母互动的方式，如对微笑或眼神接触等面部表情线索没有反应，可以帮助确诊。对于年龄较大的儿童，学校访问也可以帮助确诊；专家会观察孩子是否能进行正常对话，是否对叫他们的名字有反应，或者是否能玩"假装类"的游戏。通常来说，教师、医生或其他受过专业训练的人士会首先注意到儿童身上的孤独症迹象。

如何诊断成人孤独症？

如今，我们对孤独症有了更多了解，很多孤独症人士通常在更小的年龄阶段就被诊断出来。现在我们能够更早、更容易地识别孤独症。我直到21岁才被诊断出来，但这并不意味着我的症状和麻烦不严重。在那个年代里，它只是没有被确认为孤独症。

如果一个成年人怀疑自己可能是孤独症人士，他们可以先进行自我评估。有一些网站会提供旨在排查孤独症谱系障碍（ASD）的自我测试。尽管这些不是官方的诊断工具，但它们可以成为发现你是否有孤独症相关迹象或症状的好方法。如果测试证实了你的怀疑，你可以去找专家了解更多信息。

成人孤独症大多是通过一系列的面对面访谈、观察和互动来得以确诊。他们被要求分享他们在日常生活中经历的一切，并提供有关他们在学校或工作中的困难以及社会交往的细节。当我在21岁被确诊时，精神科医生也使用了类似ADOS-2的测试。医生在与我的面谈中询问了我从童年到成年的主要经历。他们还采访了我的母亲，了解关于我童年发展的细节。了解一个成年人的童年、发展过程、学校和工作中的问题以及社会关系的细节信息，对于做出孤独症诊断非常重要。除孤独症外，一些认知方面的或心理健康方面的问题也会导致类似的症状，诊断时要注意区分。当然，你提供的细节越多越好。

| 揭开孤独症的面具 |

许多孤独症谱系障碍人士知道自己与常人不同，我们在生活中面临许多挑战。认识到这一点可能是一件痛苦的事情。就像其他人一样，孤独症谱系障碍人士也希望融入社会并拥有朋友，所以我们倾向于掩饰（mask）——一个用来描述隐藏孤独症行为的术语。我从小就注意到自己很不一样，于是我发展出一整套的技巧以隐藏自己的现实困难和挑战。我这样做是为了避免被欺负，防止老师对我发火，因为这种情况经常发生。我不知道如何与其他孩子沟通或交往，所以，可以说我简直是在模仿他们的行为。我记住了每一个单词和动作，却不理解其中的含义，然后试图在类似情境下进行模仿或者表演。对我来说，这是唯一的生存方式，可以让我避免收到别人的负面反应，从而"安全"地度过每一天。

如今，我不再那样掩饰自己，因为孤独症已被更多人接受和理解。但我仍然试图"取悦"他人，努力使我的孤独症不那么明显，特别是当我还不太了解一个人时。例如，在谈话中我会有意地看别人的眉毛。因为目光接触对许多孤独症谱系障碍人士来说是非常困难的，但不断地看向别处会让人觉得你对他们说的东西不感兴趣。而当我看一个人的眉毛时，我可以避免直视他们的眼睛，但仍然巧妙地让他觉得我在和他进行目光接触。当我更了解一个人后，我更喜欢看他的嘴。这有助于我更好地集中精力，更好地理解他说的话，因为我可以同时解读唇语。

掩饰孤独症会使诊断变得更加困难。如果你善于掩饰，那么表面看起来你没有什么不同，所以人们甚至可能没有理由在第一时间把你和孤独症谱系障碍联系在一起。如果一个被评估的人在测试过程中也戴着面具，那么测试结果可能就很不准确了。我可以确定的是，我小时候的掩饰行为导致了我的孤独症被延误确诊。

共性行为

孤独症谱系障碍人士在日常生活中会遇到各种困难。有些是在社会交往和沟通方面遇到挑战，有些则更多的是在感官方面遇到问题或是其他障碍。为了应对这些挑战，我们形成了某种特定的行为或特殊习惯，这种现象几乎在每个孤独症谱系障碍人士身上都很常见，而且可以识别。其中有些是自发的，有些是我们故意做出的，因为这些行为能帮助我们渡过某个难关。我们需要自我刺激（stimming）。我们有某些特殊的癖好和特定的习惯。这些共性行为对我们非常重要，因为它们使我们有可能以一种可掌控的方式来过我们的日常生活。

自我刺激

自我刺激是孤独症人士身上特有的一种重复性刻板行为。这也是我们倾向于掩盖、隐藏或试图减少的一种行为，因为对神经典型者来说，自我刺激行为看起来相当奇怪。但如果我们不刻意压制自我刺激行为，这实际上对我们来说是一件有益之事。谈话时扭动头发，上课时咬铅笔，或在等待时踱步都是自我刺激的例子。

自我刺激可以是任何一种身体的重复且单调的动作，也可以是重复发出的声音、话语，或是反复触摸某物。来回摇晃、拍打手掌、重复说话或不断触摸某些物品的表面，都是孤独症谱系障碍人士为安慰自己而做出的动作。社会上，有一些医生仍将自我刺激视为消极行为，但对孤独症人士来说，这只是一种自然和有用的反应，也是一种保护自己免受过度刺激的机制。它有助于平静神经系统，它的机制就是通过自我刺激行为产生某种积极的意义，以取代消极的经验或感觉。当我们无法用语言表达自己的感受时，某些类型的自我刺激行为也可以是一种表达方式。一般来说，有五种不同的自我刺激方式。

听觉类自我刺激

听觉类自我刺激与敏感的听觉相关。该人可能会哼唱或重复某些词语。我喜欢一遍又一遍地重复那些我喜欢的词语。比如"底部"（bottom）这个词。我喜欢用夸张的英国口音发音。这是我可以做的缓解压力的事情，但又不至于粗鲁到让我陷入尴尬的境地。听觉类自我刺激行为也包括我们为保护自己不受巨大声音影响而做的事情。当消防车拉着响亮的警报声驶过时，你一定会看到我捂住耳朵。像许多其他孤独症人士一样，我的听力极其敏感。响亮的警笛声对我来说简直难以忍受。如果我不捂住耳朵，我的牙齿和骨头都会感到疼痛。

触觉类自我刺激

我对天鹅绒的触感很着迷。每当我坐在天鹅绒椅子上时，我就会忍不住用手去抚摸它。这就是触觉类自我刺激的一种形式。它包括所有来自触觉的刺激行为，通常是用手在某一类物体表面上摩擦。它也可以是用手指缠绕头发或是用手做任何重复性的动作。

视觉类自我刺激

视觉类自我刺激是指涉及眼睛的自我刺激行为，包括盯着旋转的物体，如风扇、霓虹灯等；或反复开灯和关灯。我也经常这样做，因为研究光影的变化很能吸引我的注意。我一直对闪烁的灯光和闪亮的物体很着迷。我妈妈在我小的时候叫我喜鹊，因为我会收集所有会发光和闪亮的东西。视觉类自我刺激通常也包括按大小或颜色对物体进行分类或排序。

前庭类自我刺激

前庭类自我刺激涉及运动和平衡感。在超市排队，或在其他任何地方排队，都会让我非常紧张。我总是忍不住在队伍里踱步，或是从一侧晃到另一侧，要么就是左右扭动。这些都是前庭类自我刺激的一些表现。它包括各种涉及运动的刺激行为，如来回摇晃、踱步、跳跃或转圈。

嗅觉类自我刺激

这包括任何来自于嗅觉的刺激行为，如反复闻某些物体或把不能吃的东西放在嘴里"品尝"。就个人而言，我不会这样做。但我的嗅觉非常敏感，有时甚至让我难以承受。

特殊的兴趣

许多孤独症谱系障碍人士非常注重细节，并能专注于某项任务或主题。我们往往有特殊的兴趣，我们可以长时间专注于此，忘记周围的一切，并将嘈杂和令人窒息的世界拒之门外。

这种特殊的兴趣可以是任何东西，从《星球大战》等电影、电视节目到火车、某个国家、天文学或医学科学。我们倾向于学习关于它的一切。而且我们真的很容易就成为这项爱好的狂人。与孤独症谱系障碍人士展开交谈的一个好方法是寻问关于他们特殊兴趣的细节知识。我一直很喜欢别人问我一些我很在行的事情，因为这可能是我作为孤独症人士与其他人产生连接的唯一方式。关于这一点，重要的是要以积极的态度去询问，而不是对我们的特殊兴趣进行价值判断或取笑。但是你要准备好接收大量关于这一兴趣的信息！如果你试图用微妙的语气改变话题，这很可能会被忽视，所以如果你开始感到厌烦，最好是礼貌地说你很高兴能学习这个主题，但现在你想谈点别的东西了。

我一直对医学非常感兴趣，尤其是神经学，以及生物化学、量子物理学等学科。我喜欢阅读科学类书籍，并花了很多时间学习和观看相关纪录片。特殊的兴趣对孤独症谱系障碍人士有很大的帮助。在紧张或焦虑的时候，我们可以依靠它们来帮助我们感到安全。如果我们能将自己的特殊兴趣转化为职业，那就更棒了。但这种特殊兴趣也可能变成一种过度痴迷。这种痴迷也可能会演变成一种不健康的生活方式，导致生活中一些重要的事被忽视，比如忘记吃饭、喝水，或者导致功课退步。

例行常规

对许多孤独症谱系障碍人士来说，外部世界是不可预测和令人困惑的。这可能会带来大量的恐惧感和压力。出门在外或与人交往时，我们总是会遇到一些意料之外的事情。因此，在我们的日常生活和家庭中建立常规可以帮助减少我们经历的混乱局面。它能使我们感到情况在控制之下，因为我们知道接下来应该期待什么。这些常规可能包括每天在完全相同的时间吃早餐、午餐和晚餐，每天走完全相同的路线去学校或单位，或每次都坐在椅子或沙发上的同一位置。我现在独自居住，所以我自己能控制生活中的一切。但之前在我和别人合租时，如果别人突然坐在我的位置上，我就会感到非常紧张甚至抓狂。

小时候，如果我妈妈打扫了房子，而我回到家后发现自己所有的东西都不在原来的位置上，我就会非常生气。除非一切恢复原貌，否则我无法放松下来。当然，一切都不可能永远保持不变，变化有时必须要发生。处理这个问题的最好办法是，事先向我们解释，并提供一些能够限制混乱和焦虑感的东西。例如，当客厅需要打扫时，我就会到另外一个房间里看电影。当涉及变化时，沟通是关键。

| 孤独症在女孩身上的表现是否不同？|

最近的研究表明，孤独症在女孩身上的表现可能与男孩不同。这可能也解释了为什么被诊断为孤独症的男孩人数比女孩多。在过去，绝大多数医生认为，男性得孤独症的概率是女性的四倍。一些研究人员现在认为这可能并不是真实情况。

新的研究表明，女孩可能比男孩更善于掩饰孤独症的征候。因此，女孩的孤独症征候可能不那么明显。正如马亚·萨拉维茨（Maia Szalavitz）在2016年《科学美国人》上发表的一篇文章中所讨论的那样，患有孤独症的女孩在社交能力上——相较于神经典型性女孩或孤独症男孩——更接近于神经典型性的男性。她们经常被漏诊正是由于这个原因。她们可能被诊断为焦虑症、强迫症或饮食失调，这些都是独立的一类问题，当然这可能是对孤独症谱系障碍的误诊。诊断女性的孤独症可能要困难得多，因为最常用的诊断标准大多是基于男性孤独症谱系障碍人士的经验而制定的。

我见过许多孤独症谱系障碍人士，就我个人而言，我从未注意到孤独症在男性和女性身上的表现有多大区别。我认识许多在成年后才被诊断为孤独症的人和很多被误诊了很多年的孤独症谱系障碍人士。这些男性和女性孤独症人士就像我一样，他们都非常善于掩饰自己的困难。尽管我们都是不同的个体，但我们中的许多人都面临着相同的困境，并经常能在彼此的故事中找到自己的影子。

李奥·坎纳医生

李奥·坎纳是一位美籍奥地利裔精神病学家，他是第一个定义孤独症的人。1924年，他来到了美国。1930年，他在约翰·霍普金斯大学建立了第一个研究儿童精神病学的学术部门。1943年，他发表了一篇题为《孤独症的情感障碍》（*Autistic Disturbances of Affective Contact*）的文章。在这个案例研究中，他讨论了11名儿童的共同问题，他们都有强烈的独处欲望和对同一性和可预测性的强烈需求。坎纳注意到，这些孩子无法与其他人和物体建立联系，而这导致他们在社交和与人互动方面的障碍。他观察到，11名孩子中大多数都有语言发展延迟的情况，并习惯以不寻常和重复的方式使用语言。但他们似乎有很好的记忆力，可以很容易记住随机的事实、数字或歌词。他将这些孩子诊断为"早期婴幼儿孤独症"，而这类儿童以前通常会被描述为"智力迟钝、精神分裂或白痴"。坎纳从瑞士精神病学家尤金·布鲁勒（Eugen Bleurer）那里借用了"孤独症"（Autism）这个词。布鲁勒用这个词来描述成人精神分裂症患者的内向和自闭的特征。但坎纳并不认为孤独症是精神分裂症的一种早期形式，因为它们的临床症状并不相同。而且与精神分裂症不同的是，这些孩子似乎一出生就有孤独症。在过去，有发育障碍的人被视为"弱智"。但坎纳写道，重要的是要看到孤独症的积极方面和他们特有的才智。

汉斯·阿斯伯格和阿斯伯格综合征

汉斯·阿斯伯格是一名奥地利的儿科医生和医学教授。1944年，他的名字被用来命名阿斯伯格综合征，他也因此而闻名世界。

他写过很多文章和案例研究，介绍他称之为"特别有趣和高度可识别的儿童"。他的所有文章都是用德语写的，所以他的重要工作成果在几十年里被全球学术界忽视了。直到他去世后，他的研究工作才有了更大的全球影响。

阿斯伯格本人在童年时非常孤独，他发现自己很难交到朋友。这有助于他与他所研究的儿童产生共鸣。他写道，许多患有"孤独症精神病态"的孩子有特殊的天赋，但往往笨手笨脚，缺乏非语言交流能力和对他人感受的理解能力。

阿斯伯格观察到，这些孩子很难与交流对象保持直接的目光接触，难以理解对方的面部表情，并且对触觉、味觉或声音极为敏感。尽管如此，他认识到，实际上这些儿童身上的孤独症特征——如果正确地加以干预，可以帮助他们茁壮成长并在学业和人生上取得成功。孤独症使他们不被那些使非孤独症谱系障碍人士分心的事情所干扰，并帮助他们集中精力完成学习和任务。

与李奥·坎纳的观点相反，阿斯伯格认为孤独症可能出现在高智商儿童身上，也可能出现在被认为是"弱智"的儿童身上。1981年，英国精神病学家洛纳·温（Lorna Wing）对阿斯伯格的研究产生极大兴趣，并提出了用阿斯伯格的名字命名阿斯伯格综合征。1991年，阿斯伯格的作品被翻译成英文，并开始获得更多关注。逐渐，全世界开始接受阿斯伯格综合征自身是一种独立的病症。

| 阿斯伯格综合征的消失 |

20世纪末对纳粹时期文件的重新审查表明，汉斯·阿斯伯格虽然并不是正式的纳粹党员，但他却参与了纳粹德国的"安乐死计划"。该计划的目标是清除那些被视为"负担"的人——通过实施安乐死——来创造一个"纯净"的社会。

尽管他在纳粹的罪行中所发挥的影响是间接的，但至少有一次，阿斯伯格发挥了主动的作用，他为儿童分类，来确定哪些儿童有存活的价值，后来纳粹便依照他的筛选标准实施了清洗计划。那些被视为"残疾"的儿童被送到臭名昭著的维也纳儿童诊所Am Spiegelgrund。在1940年至1945年期间，许多人在那里被执行安乐死。阿斯伯格因为他的工作得到了纳粹的奖励，并获得了更多的职业机会。这些历史在被诊断为阿斯伯格综合征的人及其家人中引起了很多争议、辩论和愤怒。

人们对阿斯伯格的名字是否应该与这种病征联系起来这个问题进行了大量的讨论。尽管这是一个非常令人不安的历史事实，但这并不是阿斯伯格综合征从正式诊断标准中被去除的原因。在2011年《精神疾病诊断与统计手册（第五版）》（*Diagnostic and Statistical Manual of Mental Disorders*，*5th Edition*，*DSM-5*）编写时，科学家们认为没有足够的证据来支持阿斯伯格综合征与孤独症和PDD-NOS（广泛性发育障碍-未指定）之间的区别。科学界决定，将孤独症定义为一个具有不同能力水平的谱系障碍，而不再是某种独立的诊断疾病。因此，不断演进的学科发展，以及对孤独症观念的改变，让阿斯伯格的名字从孤独症谱系障碍中被删除。

谱系的两端

任何对孤独症稍有了解的人都可能听说过"高功能"（high-functioning）和"低功能"（low-functioning）这两个词。这些术语被用来描述孤独症谱系障碍人士的症状严重程度，并预测他们过上被认为是"正常生活"的能力。许多孤独症权益倡导者，包括我自己，都认为这些术语并不合适，也不准确。我们应该重新考虑它们的使用。这些术语来自于神经典型者的视角，是基于对孤独症人士能力的假设，而不是基于他们的实际情况和经历。这些术语有很大的误导性，可能会低估或夸大孤独症谱系障碍人士的实际能力以及他们面对的挑战。然而，由于这些术语使用得非常频繁，因此澄清一下这些术语对于读者来说是有帮助的。那么，当人们提及"高"和"低"功能孤独症时，他们在谈论什么？

高功能孤独症谱系障碍

高功能孤独症谱系障碍并不是一个正式的医学术语或诊断。它是一个标签，通常是指在沟通和社会交往方面有困难，但没有智力障碍的孤独症谱系障碍人士。一些"高功能"孤独症谱系障碍人士在学校和工作中表现得非常好，而谱系上的其他人士则发现无法完成教育或很难找到工作。"高功能"孤独症谱系障碍人士需要建立并遵照严格的规则，但他们具备基本的生活技能，可以独立生活。问题是，"高功能"一词只描述了孤独症谱系障碍人士在其他人眼中的样子。许多孤独症谱系障碍人士非常善于在公众面前隐藏自己的孤独症特征。人们往往看不到他们真实的挣扎和崩溃。例如，人们看到我可以和他们进行正常的对话，但是他们没有看到的是，谈话会耗费我大量的精力，以至于让我在接下来的一段时间里一蹶不振。这一术语否定了我们的挣扎，并期望我们具备某些我们可能根本不具备的能力。人们经常把我归为"高功能"，但是，如果我的公寓里有一个摄像头，他们可以整天观察我，那么他们可能会重新考虑使用这个词。

低功能孤独症谱系障碍

低功能孤独症谱系障碍被认为是一种更严重的孤独症。患有所谓"低功能"孤独症的人被描述为有智力障碍，同时有其他更严重的症状，如沟通和社交能力极度受损，以及非常不灵活的肢体动作和重复性的行为。但这种说法（低功能）并不准确，并会对孤独症谱系障碍人士造成伤害。它可能会降低人们对一个实际上可能有很大成就的人的期望。例如，人们倾向于认为不善言辞的孤独症谱系障碍人士是"低功能"的，没有能力做很多事情。但与被认为是"高功能"的孤独症谱系障碍人士相比，不

善言辞的孤独症人士在生活中的某些方面可能面临较少的
挣扎。比如他更有可能保住一份工作，而被认为是"高功
能"的人则很难做到这一点。

　　当我年轻的时候，我很难和其他人进行对话。我在语
言和生活中许多方面都面临很大的困难。我每天都是靠模
仿别人来度过的。人们认为我的智力很低。但事实证明，
我实际上是非常聪明的。尽管并不容易，但我现在已经能
够和人正常交流了，而且我有能力独立生活，并管理好自
己的生活。我认为，不要用贴标签的眼光看待孤独症谱系
障碍人士很重要。我们必须对每个孤独症谱系障碍人士进
行个性化的观察，并认识到他们可能面临的困难。更重要
的是，我们要承认他们的能力，避免给他们贴上"高功
能"或"低功能"的标签。

对于孤独症谱系的思考

　　就个人而言，我一直认为孤独症是一种差异，而不是
一种疾病。当然，它伴随着一些功能障碍，但不可否认的是

它也有许多积极的方面。孤独症谱系障碍人士的大脑结构不同，所以我们的思维和处理信息的方式也不同。神经典型者的思维过程使非孤独症人士能够做许多孤独症人士认为非常具有挑战性的事情。同样，孤独症人士特殊的思维方式和信息处理方式往往令神经典型者惊叹并感到自愧弗如。孤独症谱系障碍人士基本上有四种不同的思维方式。

自下而上的思维

孤独症人士通常注重细节，我们中的大多数人都是先看到细节再看到概念。这被称为"自下而上"的思维。通常来说，神经典型者的思维方式是"先有概念后有细节"。例如，我会根据人的外表细节来识别他们。但如果他们的某个细节发生了变化，比如某人长出了胡子或剪了个很夸张的发型，我甚至可能认不出这个人。在日常生活中，孤独症人士会被一些微小的细节所困扰，这些微小细节带来的疯狂感官输入令我们应接不暇，而这些细节则往往不为神经典型者所注意。这可能是令人难以接受的，但好的一面是，我们可以利用所有这些对微小细节的敏感来创造新的概念和想法。

联想型思维

许多孤独症人士是联想型思维，而神经典型者通常是线性思维。线性思维就是按部就班地思考。它的问题是容易导致思考者看不到事物之间的关系，思维的对象更容易被标签化、被归类和被下定义。联想型思维的人则到处都能看到关系和联系，并倾向于不对事物进行简单分类。当我听到或读到某个词的时候，我的脑海中就会突然出现很多与这个词有关的"画面"。这种情况的发生是相当无序的，甚至是混乱的。这是一张夹杂着复杂的记忆、图片和念头片段的蜘蛛网。

分析型思维

当我做决定时，我经常考虑的是事实和逻辑，而不是情感。像许多孤独症人士一样，我发现很难识别自己的情绪和自己的"直觉"在说什么。在做选择型决策时，神经典型者对问题或选择的表述方式或框架非常敏感。大多数人喜欢以积极的而不是消极的方式呈现结果。尽管这两个选择在本质上是相同的。孤独症人士对这种"框架效应"

的敏感性较低，因为他们倾向于根据逻辑而非情感或感觉来做出决策。

横向思维

当我的公寓需要维修或是解决一个问题时，我会去五金店里买相关的工具和材料。我从不寻求店员帮助，让他帮我找到东西的位置。我更喜欢自己在商店里寻找，我知道，在浏览的过程中，我会发现许多物品和工具并联想到它们的功能，尽管它们的设计功能实际上并不是这一项，但我总是可以想到一些异想天开的办法使用它们来解决我的问题。像许多其他孤独症人士一样，我是一个善于"跳出盒子"思考的人，或者说"横向"思考者。横向思维与上文说的联想型思维方式密切相关。它使我们能够以间接和创造性的方式来解决问题，它背后的思考方式通常很不显眼，且难以为神经典型者所理解。2009年，哈佛大学和蒙特利尔大学的研究人员在《人脑图谱》上发表的一项研究表明，孤独症人士解决问题的速度最高比神经典型者快40%。因为他们往往拥有高度发达的感知能力，这点要比神经典型者强得多。我曾经买过一个名为"大脑（the

Brain）"的拼图游戏。商店的店员告诉我，当我解决了所有拼图后，请与他们联系，因为之前从来没有人做完过这些拼图。我回到家后，玩了20分钟，成功解开了它。解决办法对我来说似乎直接了然、理所应当。我打电话给商店的店员，他们不敢相信我这么快就完成了所有拼图。最近，我又买了一个所谓的智力拼图，我在两分钟内就解决了。这个拼图被宣传为最难的、"艰苦"级别的难题。在我看来，它唯一令人痛苦的地方就是我期待能有更多的时间来享受它的乐趣，而不仅仅是两分钟！

坦普尔·葛兰汀的三种类型思考者

任何在互联网上搜索过孤独症信息的人都可能读到过关于坦普尔·葛兰汀的信息。坦普尔·葛兰汀是一位美国教授，专攻动物科学。她也是一名孤独症权益倡导者和最早用自己的经历向世界介绍孤独症的孤独症谱系障碍人士之一。她写了很多广受赞誉的关于孤独症的书籍和期刊文章，并在世界各地进行演讲。HBO有一部关于她的同名传记片，由克莱尔·丹尼斯主演。观看这部影片让我更加了解自己，我的母亲甚至看哭了。

葛兰汀博士将孤独症描述为一组集优势和劣势的行为特征。根据她的说法，孤独症谱系障碍人士的思维方式可分为三类：视觉思维者、数学/音乐思维者和语言思维者。虽然大多数人并不是完全符合某一个类别，但他们都会倾向于这三类中的某一类。

视觉思维者

许多孤独症谱系障碍人士是视觉思维者，即他们用图片思考。我就属于这一类思维者。我在上学的时候，当老师用文字向我解释概念时，我无法理解。我需要亲眼看到如何做某件事，然后才能够处理这些信息。我几乎不可能处理文字，也难以将自己的想法转化为文字。视觉思维者可能同时也有照相式记忆。我的大脑会把我看到的东西拍成照片，这些照片会永远留在我的大脑"档案"里。

数学/音乐思维者

数学/音乐思维者是模式（pattern）思维者。他们用模式思考，他们能注意到数字和音乐中存在的模式。他们往往是高超的作曲家、计算机专家或国际象棋选手。一

个很好的例子是丹尼尔·塔米特[⊖]，他写了《生在蓝天》
（*Born on a Blue Day*）一书。他在书中描述了很多关于他
思考和看待世界的方式。另一个例子是阿兰·图灵，他在
第二次世界大战中破解了德国的恩尼格玛密码。

语言思维者

语言思维者往往非常善于学习语言，并对文字和文学
感兴趣。他们通常在电影、历史或地理等方面有着丰富的
知识储备。他们喜欢按字母顺序列出某一事物的事实清
单。我曾经见过一位孤独症人士，他了解所有关于俄罗斯
的知识。我也喜欢学习不同国家的语言，而且我非常擅长
记忆单词。我在不到20分钟的时间里就学会了俄语的字母
表，当然这也要部分归功于我的照相式记忆。

⊖ 英国人丹尼尔·塔米特患有自闭症，却精通10种语言，能轻松
将圆周率背诵到小数点后面第22514位，还能不假思索地算出
某年某日是星期几，他的心算速度甚至比计算器还快。为此，
他被誉为"世界上最聪明的人"。

02

神经多样性，健全
中心主义与社会

连接孤独症

与自闭症谱系障碍人士的
沟通及倾听策略

_____

　　尽管我现在已经42岁了，但我在很多方面仍然觉得自己是个孩子。一方面，这是件好事，因为我将永远不会失去对世界的好奇心，我很容易对生活中的小事充满热情。需要重申的是，这些都是我的个人经验。虽然有些成年孤独症谱系障碍人士能以一种初学者的心态来看待这个世界，从而对周围的事物都保持一定的新鲜感，但不可否认很多孤独症谱系障碍人士都经历了不自主的童年，周围的照顾者为了更好地照顾他们，不断剥夺他们的自决权，导致他们成年后难以独立。基于我的经验和观点，神经典型者不应该认为所有的孤独症谱系障碍人士都是这样的（像小孩子），并把他们当作小孩子看待。事实上，这是一种非常有害的刻板印象。

　　我有时觉得自己在强扮一个不适合自己的社会角色，并因担忧自己不能满足人们对成年人的某些社会期望而时常感到压力重重。对于孤独症儿童来说，过渡到成人阶段会遇到很多困难。这些困难叠加我们所面临的社会偏见，使问题更加复杂化。尤其是在工作场所。本章将审视孤独症人士在工作场合面临的困难，社会对神经多样性者的常见偏见，以及当下孤独症群体的权益保护工作，这将帮助你了解孤独症人士如何融入社会。

转型的困难

上中学的第二年，那是我第一次不得不开始认真考虑我想从事什么样的工作。从三年级开始，根据我们未来可能选择的工作，我们被分成不同的群体。这给了我很大的压力。保健、金属工业、电子、行政？或销售？我隐约觉得我不可能从事以上任何一种工作。这些工作似乎都太可怕了。除此之外，我的全部精力都用于应付当下，我甚至从未试图考虑过我的未来。我知道自己在沟通和社交方面存在的种种困难，因此我无法想象自己能胜任任何需要和人打交道的工作。

在20世纪八九十年代，有很多注意力和资源投入到学校和教育中，但社会对就业培训的关注却没有那么多。如今，情况也没有什么不同。对孤独症谱系障碍人士来说，在学校里和在社会上有很大不同，在学校意味着你可以在某种程度上依靠老师的帮助，而在工作场所，你被期望能够独立完成你的工作。

可悲的是，许多患有孤独症的成年人没有工作，或从未做过有偿工作。

许多孤独症人士在依靠残疾津贴生活，同时可能做一些志愿工作，因为他们在工作场所遇到了太多的问题。即使是志愿工作也背负着责任，只不过在期望值和最后期限方面的压力较小。当然，如果孤独症人士对这份工作感到满意，那么志愿工作也是不错的选择。但也有许多智力超群的孤独症人士最终也只能囿于从事志愿工作，这当然远远低于他们的潜力。这种现象并不罕见。这种情况极有可能最终导致孤独症谱系障碍人士的低沉甚至抑郁。可悲的现实是，无论有多大的能耐或多高的智商，孤独症人士有较高的概率需要依靠他人或社会的照顾才能生存下去。

复杂的局面

许多孤独症人士在儿童时期面临巨大的挑战，更糟糕的是，一旦他们成人，事情会突然变得更加困难。突然间，社会期望你成为"成人"，并以成人的方式行事。令人遗憾的是，在他们生命中最需要帮助的时刻，他们从社会和组织中得到的支持和资源却戛然而止。

我在21岁时才被诊断出来患有孤独症，所以我在小时候从未得到任何支持。在我确诊后，我的母亲试图为我的"治疗"寻找各种资源，但她很快意识到我的年纪已经太大了，已经什么都做不了。我记得我在荷兰Oosterbeek的李奥之家里的一次谈话。那是一家诊所，在那里，孤独症谱系障碍人士可以接受社交和沟通以及独立生活技能等方面的培训。在与两位心理学家的谈话结束后，其中一位说，很不幸，你的年龄太大了，因此不能接受他们的服务，因为他们只接收12至21岁的人。而我当时已经22岁了。我记得当时我的妈妈眼里噙着泪水，哭泣着告诉他们，我们的经历有多么令人心碎，如何一次又一次地碰壁、经历了一次又一次的误诊。在熬过了多年的困难和误诊后，我终于得到了正确的诊断。而现在医生却说她的儿子已经太老了，无法得到任何帮助。最终，医生们意识到这是多么令人绝望和不公平，他们心软了并接纳了我。但事实是，在全球范围内，许多组织和资源都不愿意或无法为18岁以上的孤独症人士提供支持。

许多孤独症人士有能力独立完成大多数事情，总体来说，我们独立生活的能力各不相同。但几乎所有的孤独症人士在日常生活中的某些方面都需要一些帮助。我们往往在某一特定领域有很高的技能，但在其他方面却有所欠缺。我们中的一些人可以独自生活，而另一些人却可能在日常生活技能方面面临着很大的困难，如烹饪或做家务。一个人可以是一个非常有天赋的软件程序员，但可能需要帮助才能掌握如何乘坐公共交通工具。使用公共交通工具对许多孤独症人士来说都是一项挑战。在公共汽车、火车或地铁上，我们会同时遇到很大的挑战——社交和交流困难，再加上同时出现的各种感官方面的轰击。

我们越是希望获得独立，我们就越是要进行自我权益的倡导。为了在工作中取得成功，我们必须能够解释我们何时以及为何需要某些便利条件。了解自己、自己的限制和自己的困难是一回事，向别人解释这些困难则需要一套完全不同的技能。对许多孤独症人士来说，在某些方面不断获得支持是至关重要的。如果这些支持不存在，那么局面就会变得异常困难。

健全中心主义

每个孤独症人士，或任何有残疾的人，都可能在他们生命中的某个时刻会遭遇健全中心主义（ableism）。健全中心主义本质上是针对患有肢体、心智或发育方面障碍（残疾）的人群的歧视或偏见，认为这些人需要被"修复"或不具备社会成员的全部功能（Castaneda & Peters, 2000）。在这样的前提设定之下，有障碍（残疾）的人通常被认为是不正常的，而不是社会中的一个少数群体。健全中心主义就是这样一种信念，它会刻意贬低身体、智力残障者或精神障碍者的潜力。例如，健全中心主义者可能认为孤独症人士永远不会成为社会的财富，并认为他们需要被"采取强制措施"或"治愈"。通常情况下，健全中心主义者秉持的这种想法可能并不是出于一种恶意——他们只是被误导了。他们可能在成长过程中不断习得有残疾是"错误的"。

我的遭遇

几年前，我参加了一个组织病理学（研究疾病引起的组织变化）教育课程。我取得了全优的成绩，并且是班上的第一名。第三年是实习年，我被分配到一家小医院的组织病理学实验室。那里的每个人都知道我有孤独症。虽然有些同事人很好，但也有一些同事故意避开我甚至是欺负我，并反复告诉我说我有"严重的缺陷"。尽管如此，我还是决心保持积极的态度以使我的实习获得成功。我完美地完成了所有的任务，毫无瑕疵。但三个月后，我仍然只被分配到了最简单的任务。我向实验室负责人询问此事，因为学习更高级的任务对我的教育至关重要。她说，实习生从事复杂任务是违反医院政策的，但我看到过其他学生承担这些工作。他们还拒绝为我提供合理的便利条件，比如戴上耳塞以消除机器声、说话声和其他声音的干扰。他们也借口说这也是违反医院政策的。最后，他们解雇了我。据他们说，我学得很慢，没有正确地完成任务，但事实并非如此。甚至，他们还对我所有的同事撒谎，说这是我自己的决定，是我自己决定辞职的。在最后一次会议上，实验室的负责人告诉我，在我在这实习之前，另一位患有孤独症的实习生犯了很多关键性的错误，所以这就是为什么他们不敢放手让我去做更高级的工作。他们之前给我的理由是一个谎言。我的实习失败了，我的整个教育也随之失败。因为通过实习年是继续学习的必要条件。当时，我甚至不知道我的权利是什么，也不知道他们的做法是否违法。尽管许多国家的法律禁止这种歧视，不幸的是，这种事仍然在你我身边发生。所以重要的是，了解什么是健全中心主义以及采取措施防止这种歧视是很重要的。

避免刻板印象

有一次，我在我的YouTube视频下看到一条网友留言。这位网友说，他觉得我不是真正的孤独症人士，因为如果我是孤独症人士，我就无法意识到我有孤独症。这是一个对于孤独症常见刻板印象的典型例子。一个更常见的误解是，孤独症人士没有感觉或情绪，或者所有孤独症人士都像电影《雨人》中达斯汀·霍夫曼扮演的角色一样。

最严重的误解是孤独症是一种需要被治愈的疾病。

当我听到人们说这样的话时，我总是试图以礼貌的方式向他们解释，这不是真的。我发现这种解释很困难，因为这往往会变成一场激烈的讨论。而我没有能力改变他们的观点。尽管有很多人愿意向孤独症人士学习，但往往更多人会变得很激动，不愿意改变他们的想法。随后我发现选择战场是很重要的。因此，一旦我意识到对方没有开放的心态，我通常会在争论之前退出。我不确定我们是否有机会完全摆脱人们对于孤独症的刻板印象。我认为人们总是觉得有必要对人进行分类，把人放在"盒子"里，而这就产生了刻板印象。我确实认为我们可以通过教育自己和他人，通过倾听，让孤独症人士更多地发声，而不是让那些神经典型者代替他们说话，来将这种对孤独症人士的刻板印象的影响降至最小。

我有偏见吗？

要知道你是否有偏见并不容易。许多人都有偏见，但却意识不到这一点。这可能是由于他们的成长环境或他们从媒体上学到的东西所误导的。这里你可以通过问自己几个问题来帮助识别你是否有健全中心主义偏见。

你是否觉得残疾人需要被治愈？

你是否认为所有的残疾人都有智力上的障碍？

你是否认为残疾人不能成为合格的社会成员？

你是否对残疾人感到怜悯？

你是否认为所有的残疾都是可见的？

你认为所有的残疾人一生都要依赖他人生活？

你是否认为一个人的残疾是他身上最重要的特征？

如果你发现你有健全中心主义偏见，重要的是要知道这很可能并不是你的错。媒体上充斥着对各种残疾的刻板印象和误读。教育自己的最好方法是向残疾人本身学习。一个简单的办法是，你可以关注各种残疾人士的博客或YouTube视频，了解他们的日常生活。他们通常会分享日常中所遇到的偏见和不公正待遇，并解释他们希望如何被看待。

什么是"神经典型性"（Neurotypical）？

神经典型性，这是一个打字软件的拼写检查尚未识别的词。它的意思是个体没有孤独症临床指征，也没有任何其他神经系统或发育上的异常。

这是孤独症谱系障碍人士、心理治疗师社群正在使用的一个新术语，用来描述非孤独症人士，或那些响应和行为方式被认为是"正常"的人。神经典型者在社会交往或沟通方面没有孤独症谱系障碍人士面临的那些挑战。很有可能你们中的大多数人都是神经典型者。

使用"神经典型性"和"神经多样性"（Neurodiversity）这样的术语的意义在于它承认孤独症是一种差异，而不是一种需要治愈或修复的疾病。术语"神经多样性"指不同的人脑在社会行为、学习能力、注意力、心境和其他心理功能等方面在一定范围内的变化。它表明了对神经差异的积极态度。注意力缺陷多动症（ADHD）和孤独症被看作是人类大脑的差异而不是缺陷。许多孤独症谱系障碍人士，包括我自己，认为我们的大脑是以独特的方式处理信息的。

这不一定是一件负面的事情。恰恰相反，我们处理信息的不同方式使我们能够在某些神经典型者认为困难的事情上表现出色。我们可能在沟通和互动方面有困难，但反过来，我们更可能在某种需要专注的活动中，如演奏音乐或在数学方面取得优异成绩；我们与众不同的思维方式也更具有创造力，更善于用全新的方法解决问题，在看似毫不相干的事物间找到潜在联系，并提出引人深思的问题……对社会做出杰出贡献的神经多样者数不胜数，也许人类社会的进步也离不开神经多样者。对患有多动症、孤独症的儿童来说，把他们学习和思维的差异看作是人类大脑的变异是非常重要的，而不是在他们的成长过程中认为他们有问题，这可能会对他们的自尊心和积极的自我认知产生负面影响。事实上，他们可以专注于自己的长处，发现自己擅长的事情。

神经多样性运动

神经多样性运动是一场社会公益运动，它追求平等和尊重地对待神经多样者。世界各地都有越来越多的个人和团体认为，应该把所有的大脑差异看作是正常的，而不再把它们看作是疾病。我支持这种思维方式。尽管我在生活的某些方面遇到了困难，但我自认为我也因为神经多样性而具备了很多优点。如果有药片可以"治愈"孤独症，我也不会选择吃下。孤独症是我的一个重要组成部分。每个人，不管是不是孤独症谱系障碍人士，都可以成为社会的宝贵财富。不幸的是，社会上有一些人对"神经多样性"的概念提出批评，也存在一些有争议的治疗方法，如应用行为分析（ABA），实际上是与神经多样性运动的目标相悖的。

神经多样性并不只是为了让神经多样者在课堂或工作场所获得更多的方便。孤独症谱系上的成人和儿童面临更大的暴力风险。孤独症儿童更有可能遭遇霸凌，或被他们的看护者虐待，而成年孤独症谱系障碍人士则更有可能在与执法人员的互动中被误伤（对有色人种来说尤其如此）。在整个世界范围内，人们对神经多样性运动有更多的了解，肯定会拯救更多生命。

神经典型性假设

我总是很难在谈话中与人进行眼神交流，而人们有时会因为我看向别处而对我生气。他们认为我对他们说的话不感兴趣，或者认为我只是在对他们无礼。这就是一个神经典型性假设。

当我看到一张人脸的时候，我会发现许多细节，以至于我无法将这些丰富的面部信息与他说出的语言一起处理。我通常对别人说的话非常感兴趣，但为了能听懂他们的故事，我必须把目光移开，否则我就会被我所看到的所有小细节分散注意力。

另一种神经典型性假设是认为，某人不爱讲话，或者根本不讲话，就意味着他们很愚蠢。神经典型性的人也经常认为孤独症的自我刺激行为（孤独症儿童中经常会出现一种增强的自我刺激形式，可能包括摇晃、呻吟，或者鼓掌。对于孤独症儿童，自我刺激行为可能会变得过于夸张，以至于干扰学习和执行简单的任务，导致孩子被取笑或排斥）是一种疯子的表现。而实际上，对很多孤独症人士来说，在压力大的情况下，自我刺激行为是一种使我们能够冷静下来的自然和必要的方式。在组织病理学实验室的实习期，在休息时间，我经常做自我刺激，我会玩塑料杯并把它们撕成小块。这些伴随着社交活动的休息时间对我来说是一种压力，所以摆弄一些东西有助于缓解我的焦虑。不幸的是，我在公共场合的自我刺激行为导致同事们对我进行了残酷的嘲笑，他们不停地谈论我的"缺陷"。

这些假设大多是基于无知，只要有更多的认识、理解和更开放的心态，这些问题就可以得到解决。但这需要人们敞开心扉去学习，而有些人拒绝学习。在我离开实验室之前，我给每个人写了一封两页纸的信，在其中我解释了更多关于孤独症的事实。有些人读过后表示很高兴我能这样做，但大多数人根本没有花时间去读。在我开始实习之前，他们就已经决定了对待我的方式。

应用行为分析（ABA）的问题

应用行为分析，简称ABA，是一种自称基于学习和行为科学的疗法，它曾被认为可以用于孤独症谱系障碍的"治疗"。如今许多孤独症人士，以及神经多样者坚决反对应用行为分析疗法，他们指出孤独症就不应该被"治疗"。像ABA这样的治疗方法会对他们造成很大伤害，而毫无益处。它也不应该与认知行为疗法（CBT）混为一谈，后者与ABA完全不同，CBT是处理焦虑和情感障碍的一个有价值的工具，而在孤独症谱系障碍的诊断中发现孤独症往往伴随着焦虑症和情感障碍。

ABA的目标是纠正孤独症谱系障碍人士的一些在正常人眼中"不讨喜"的行为，方式是通过加强理想的行为——通常被认为是"正常"的行为。如果一个人表现出一个"有价值"的行为，就会受到奖励；反之，如果表现出不被鼓励的行为，奖励就会被扣留。而孤独症人士的一些反应方式，比如自我刺激行为，是有助于他们应对周围环境的。因此这种治疗方法可能是有害的，扣留奖励的做法也是如此。例如，在应用行为分析疗法中，孤独症儿童为了获取玩具，就必须保持平静，否则玩具就可能会被扣留，直到他们表现出所期望的行为。这种疗法更多的是为了使孤独症儿童看起来"正常"，但它只是抑制了他们的自然反应。

对ABA的反击始于米歇尔·道森（Michelle Dawson），一位孤独症研究者，她自己也是孤独症谱系障碍人士，她发表了一篇著名的论文《行为主义者的错误行为》（*The Misbehaviour of Behaviourists*），她批评ABA是一种极其有害的治疗方法，其重点是使孤独症人士"正常化"。正常化充其量是一个可疑的概念，而且它是以牺牲孤独症人士的有益行为为代价的。道森写道："大多数科学家往往专注于确定孤独症人士的大脑是如何损坏的，而他们更应该专注于发现孤独症人士的大脑是如何工作的。"她的论文引起了一场学术争论，有人同意她的观点，也有人攻击她的观点。从那时起，许多孤独症的儿童和成人都说出了他们的经历，并指证这些治疗是痛苦的，甚至是创伤性的。道森的工作极大地提升了整个社会对孤独症的认知。因为她，现在有越来越多的人了解到孤独症人士应该享有和其他人一样的权利。

对神经多样性运动的批评

神经多样性运动得到了许多人的拥护，但也有不少人对它提出批评。

有些人说，该运动的初衷是好的，但是它无视或忽略了那些与最严重的孤独症症状做斗争的人。反对的人中，有严重孤独症患儿的父母。他们认为，该运动试图压制那些无法为自己争取权益的更严重的孤独症人士的声音。他们还认为神经多样性运动已经误导了研究者去更多地关注那些被认为是"高功能"的孤独症人士，而那些"低功能"孤独症人士的权益却被忽略了。他们认为孤独症不应该像神经多样性运动所倡议的那样受到过分的褒扬。

我个人认为没有必要将孤独症本身看作是一种天赋。按照我个人对"神经多样性"这个概念的理解，我认为，更重要的是我们应该把每个孤独症谱系障碍人士看作是一个独特的个体，并注重发现他们自己的力量和弱点。每位孤独症人士的长处得到认可是很重要的，这会鼓励他们在这些长处的基础上实现个人发展，并努力克服那些弱点。

我不会到处庆祝我的崩溃和我的挣扎，因为我是孤独症人士，而这个社会并不是为像我这样的人设计的，但我确实也为我的优势和技能而骄傲。

孤独症权益保护

加拿大最大的非营利性孤独症组织是孤独症之声（Autism Speaks）。围绕这个组织有很多争议。因为它的成立目标是预防和治疗孤独症，而不是接受孤独症和创造一个包容的社会。像其他许多人一样，我强烈反对该组织的创办理念。但在过去的几年里，该组织已经改变了它的使命，现在声称认可"孤独症人士的无限多样性和可能性"。他们也已经开始雇用孤独症人士。许多人认为这些变化太晚了，因为多年来该组织一直在助长孤独症的污名化和对孤独症的误解。就我个人而言，我认为迟到总比没有好。

孤独症人士自我权益保护网络（ASAN）是一个由孤独症人士管理并为他们服务的组织。他们提倡孤独症人士的权利保护，确保他们的声音能被听到。

孤独症研究组织（The Organization for Autism Research）是一个受欢迎的孤独症慈善机构。他们对资金的使用非常谨慎。他们支持研究孤独症儿童和成人及其家庭所面临的挑战。他们的目标之一是确保孤独症人士发挥他们的潜力，并且有一些公益项目，如为孤独症人士提供奖学金和其他资源。他们还有一个名为"雇用孤独症人士"的在线网站，为那些有兴趣雇用孤独症人士的雇主提供信息。

美国孤独症协会（The Autism Society of America）是一个为孤独症人士提供支持的权益保护组织。他们的目标是改善孤独症儿童和成人的生活。他们有一个在线数据库，孤独症人士的父母和照顾者可以在其中找到很多关于孤独症治疗师、学校、医疗服务机构的信息。

加拿大孤独症协会（Autism Canada）是一个备受尊重的非营利性组织，他们为孤独症人士提供广泛支持。他们的使命是提高孤独症人士的生活质量和独立性。

03

第三章

沟通

连接孤独症

与自闭症谱系障碍人士的
沟通及倾听策略

对于大多数孤独症人士来说，沟通是生活中最具挑战的方面之一。

我们中的许多人是画面思维，所以使用言语对我们来说并不是那么容易。我们往往机械地从字面上理解语言，所以讽刺和俗语常常令我们感到困惑。再加上解读面部表情和其他非语言交流信号的困难，你就会开始明白我所说的沟通挑战的范围有多么宽广。

我在沟通方面一直有很多麻烦。在我十几岁的时候，我就觉得好像我被关在自己的脑袋里。我无法把我的想法，很多时候是图片的形式，转化为语言。当我说话时，我主要是在重复别人说过的话，使用的是我自己都不明白的句子。我重复的内容有时与当前的话题没有太大关系，这就让人们要么感到莫名其妙，要么就是嘲笑我。

成年孤独症谱系障碍人士也经常在对话中遭到误解。

因为我们并不总能理解别人的意思。这不仅仅是因为语言文字；交流的很大一部分是非语言信息。而非语言交流对孤独症人士来说可能是最复杂和难以理解的。

非语言沟通

社交沟通远远不止于面对面的语言交流。人们经常通过非语言交流来表达他们的想法和感受，如身体语言和面部表情。而这样的非语言形式是抽象的，孤独症人士很难捕捉到它们并正确理解它们的含义。但对孤独症人士来说，完全"关闭"非语言沟通是不可能的，因此良好的沟通需要双方的额外努力。

肢体语言

人们经常用身体来表达他们的感受和观点。肢体语言并不直截了当，而且其含义可能因人而异。一个手势视情况可以有不同的意思。肢体语言并不是具体的，因此，我和许多孤独症人士发现它非常难以理解。不久前，我和一位男士就一个项目进行会谈。当我走进房间的时候，他伸出了手，我就连忙上去和他握手。但是他实际上没有要和我握手的意思，而是指着一把椅子，示意我坐下。这是一个可能发生在许多人身上的误解，但它更经常发生在孤独症人士身上。与孤独症人士沟通时，最好尽量限制使用肢体语言和手势，或者至少要记住，它们可能会被忽视或造成误解。

面部表情

科学表明，解读面部表情是人类大脑天生具有的本能。甚至婴儿也能理解（并使用）微笑和皱眉头来交流。面部表情在人类的原始阶段很可能是一种生存工具，当危险来临的时候，人类在语言还未诞生的情况下使用面部表情进行交流。我们眼睛、嘴和脸颊的微妙变化是为了使交流更容易。但对于孤独症人士来说，它们代表着一个重大的挑战。

在确诊孤独症后，我参加了一个社会技能培训。培训师向我们展示了一个女人带着不同面部表情的一组照片。

尽管每张照片下面都写着相应情绪的名称，但我无法将所有表情细节组合放在一起来理解那个面部表情。这些细节对我来说是如此不同，以至于我几乎没有注意到每张照片中是同一个人。此外，每个人的面部表情都是不同的，所以即使我能认出我母亲表示困惑的面部表情，但其他人的困惑表情也是完全不同的。这种无法解读面部表情的情况在孤独症人士中普遍存在。当一个孤独症人士没有回应你时，试着确定你是否使用了面部表情来表达你的信息。如果是，那就代以清晰直接的话语说出你想表达的意思。

语气

当大多数人说话时，他们会根据自己所说的内容调节他们的音高、节奏、音量或音调。这就是所谓的语气。许多孤独症人士对语气的理解有困难，并很难正确使用语气。不理解会造成混乱，因为一个词或句子的意思会因语气而改变。而不使用语气也会造成问题。当我还是个孩子的时候，我习惯用单调的语气说话，听起来就像一个机器人。经过语言治疗，我确实在这方面有所改善，但我仍然对语气的使用有困难。我仍然很难控制自己的语气，而且

经常说出来的语气与我要表达的意思不同。重要的是，不
要因为孤独症人士说话的语气与你预期的不同而对其进行
评判。最好的办法是提出问题以澄清任何混淆或误解，而
不是妄加评判。

具体化思维

具体化思维（concrete thinking）是许多（但不是所
有）孤独症人士的另一个共同特征。它来自于即刻的体验
和具体的形象，而不是抽象思维。当神经典型者在说话时
使用诸如暗喻、讽喻等之类的修辞手法时，孤独症人士无
法在第一时间意识到对方所说的并非字面意义上的内容，
因而导致沟通问题的发生。再说一遍，并不是孤独症谱系
上所有的人都是如此。但如果你想改善与孤独症人士的交
流，这一点值得思考。试着培养一双对抽象语言敏感的耳
朵，这样你就能够知道如何在需要时避免使用它。你很快
就会意识到抽象语言无处不在。

我曾经看到一个电视新闻播报员说过这样的话：新的

一年，顺风开局。[⊖] 我当时对此相当惊讶，并告诉一位同事天气预报员已经知道新年会是什么样的天气。我的同事非常困惑，于是我向他重复了我在新闻中听到的内容。他开始大笑，并解释说，这是一种比喻。这类误解对孤独症人士来说是很常见的。因为我们倾向于具体化的思维方式，所以如果神经典型者在和孤独症人士交流时能够避免使用以下类型的抽象语言对减少误解是很有帮助的。

同音词

有许多词听起来相同，但有不同的意思，如cereal/serial（麦片/序列），right/write（右/写）。这类词也是令人困惑的。对我来说，一个句子就像一张拼图，而单词就是拼图的碎片。在听到所有的单词后，我必须把它拼成一幅对我有意义的画面。对你来说，这可能听起来很奇怪，但这就是我处理信息的方式。因此，当单词听起来相同但意思不同时，对我来说，要把画面弄清楚是个挑战。如果你与孤独症谱系人士沟通时发现他们似乎感到困惑，你可以回想你是否使用了同音词，并在必要时做出一些澄清。

⊖ 原句为"the New Year will start with a great wind at our back"。

讽刺

对孤独症人士来说，就像难以理解不同的语气一样，我们很难解读出讽刺背后真实的含义。我能理解明显的讽刺，比如当外面雨下得非常大，一个人却说："今天的天气真好。"但微妙的讽刺对我来说就比较困难了。你通常可以通过某人的语气来识别讽刺。但我们这些患有孤独症的人经常发现很难解读语气。所以，在与孤独症谱系人士交流时，最好避免使用讽刺等修辞手法，并且记得在发生误解时要有耐心。

不具体的指示

过了一会儿、稍后、有时、每隔一段时间、有一点儿、有些，这些都是不具体的语言的例子。它们实际上什么也没有说，而且会给孤独症人士带来很多困惑。它让我们不知道该做什么或期待什么，因为它太过抽象。特别是在学校或工作场所，对孤独症谱系人士来说，重要的是得到具体的指示。试着说"五分钟"，而不是"很快"，或者"我有问题会随时联系你"而不是"我每隔一段时间就会给你发一封邮件，看看进展如何"。

推论

做出推论和得出正确的结论是社交沟通的重要组成部分，但与理解其他抽象概念一样，这对孤独症人士来说可能很困难。一个关于推论的例子：当我们在外面看到人们穿着短裤和T恤衫，我们推断，外面天气一定很暖和。孤独症人士学习这种技能时是很容易犯错的，因为每一种情况和每一个人都是不同的。这不是能够背下来就能解决的问题。所以我很难"读懂字里行间的言外之意"，因为这里的推论涉及很多方面，正如理解肢体语言和面部表情一样，这些本身就是巨大的挑战。

回音壁现象

回音壁现象（echolalia）是指重复人、电影、电视节目甚至书籍中的词语或声音。这在孤独症谱系障碍人士中非常普遍。我年轻时也经常这样做。这并不是引用一些令人印象深刻的名言警句，而是从当前对话

中断章取义地提取别人说过的一句话，试图把它加入
当前的对话语境。我年轻时不善于用语言表达自己的
想法，所以我会记下别人说过的话，并在类似情况下
使用它们，尽管往往不知道它们的真正含义。回音壁现
象是一种常见的掩饰交流困难的技巧，但它不会导致真
正的沟通，因为说这种话的人并没有把真正的意义附加
到这些话上。

不规则的话语

和许多孤独症人士一样，不规则的话语对我来说也是
个问题。不规则的话语包括说话时的音量不受控制，使用
听起来很奇怪的语调，或重复同样的话。找到正确的词语
本身就是一个挑战，再配以正确的语音语调则是难上加
难。对话会耗尽我的精力，而且持续时间越长，我的声音
听起来就会越单调，而且我还要花更多的精力才能想出一
些话。我经常会重复使用同样的词，比如每句话后都加上
"是的"或"耶"来回应。不规则的话语对神经典型者来

说，就像是说话人对他们不感兴趣或表现得很无礼。因此，重要的是在交流中能够识别不规则的话语，并在遇到这种情况时不要把它当作对你的冒犯。

感官问题

许多孤独症人士在视觉、听觉和嗅觉等方面存在感官问题，在味觉或平衡感等方面也可能存在感官问题。我们没有一个过滤器来过滤掉不重要的感官输入，所以所有的声音、视觉、嗅觉、触觉和其他感官输入会让我们感觉"很吵"，而且它们经常一起出现。这种感官过载对我们来说是难以承受的。在我小的时候，我妈妈一度认为我是聋子，因为我经常在她叫我的时候没有任何反应。但听力测试显示我的听力良好；事实上，我的听力高于平均水平。我可以听到大多数人听不到的高、低频率的声音。我的听觉非常敏感，许多声音对我来说甚至是痛苦的，而且我很容易受到过度刺激。被各种感官输入轰炸着，使我很难在谈话时集中注意力。在一个嘈杂的地方，我几乎不可能从环境中过滤出人的声音，同时，处于嘈杂的环境中也使我不能将自己的想法转化为语言。太多的感官输入会使我筋疲力尽，以至于完全失去交流能力。

视觉

和许多孤独症人士一样，我对灯光、颜色、人和人群的视觉非常敏感。孤独症人士看到的世界往往含有很多微小的细节，而所有这些细节在某些情况下会让人不知所措。一旦某些环境条件被激发，比如工作场所或教室里的荧光灯变得过于强烈，或者身处一大群人中，这种感官问题便会凸显出来。安装柔和的照明灯或使用台灯可以缓解视觉方面的刺激。许多孤独症人士也会主动避开大的人群。

听觉

许多孤独症人士的听力非常敏感，他们经常听到别人听不到的东西，尤其是在繁忙或嘈杂的环境中。例如，当我在公共汽车上时，我听到的不只是发动机发出的声音，还有大约10种频率各异的声音——外面的风声、人们的谈话声、咳嗽声、脚步声，甚至呼吸声。降噪耳机对于有听觉感官问题的孤独症人士来说非常有效，因为它可以消除公共场所的各种压倒性的声音。

触觉

贴身穿上一件羊毛衫，可能任何人都会觉得非常刺痒和不舒服。但一件对神经典型者来说柔软的衬衫，对孤独症谱系人士来说可能就像是带刺的铁丝。来自他人的触摸，或某些特定材质的衣服，都可能会使孤独症人士感到不适。我觉得袜子的接缝简直要剥掉我脚趾上的皮肤。当理发师逆着我的头发的自然方向搓揉时，我会感觉像针刺一样。不同种类的感官输入组合往往会导致巨大的不适感。例如，我不能忍受在我吃饭时被触摸。即使是简单的动作，如轻轻地在背部拍几下也会让我感到非常不舒服。

嗅觉

与其他感官问题一样，当有太多的气味一同出现，嗅觉的感官问题也会出现。比如说，当我走进商场时，我经常会被香水、食物和清洁剂的强烈气味所淹没。谢天谢地，我不介意大多数食物的味道，但洗面奶和香水的化学味道会让我感到我快要晕倒了。这显然使我很难在那种环境下与人交谈。

味觉

许多孤独症谱系人士是挑食的。在我小的时候，我在饮食方面有很多问题。食物的强烈口感与压迫性的气味结合在一起，会使我感到莫名其妙地不对劲。与对某些食物的极端厌恶形成鲜明对比的是，我们往往也会对喜欢的食物感到异常兴奋。对我来说，这些食品包括炸薯条、糖果和冰激凌。一些孤独症人士还对食物的质地异常挑剔。研究人员认为，一些患有孤独症的女孩如果真的在味觉方面存在感官问题，那么她很有可能患上饮食失调。如果你和孤独症人士一起吃饭，而他们似乎表现出非常挑食，试着理解这可能是一种感官问题。如果他们拒绝吃某种食物，就不要强求他们尝试。

前庭系统

多年前，在我还住在荷兰时，我曾练习过空手道。尽管我很擅长空手道，但我在保持平衡方面总是有很多问题。我和许多孤独症人士一样，前庭系统都存在感官问题。前庭系统与我们的平衡感有关。除了平衡方面的问题外，我晕车的概率也高得惊人。

本体感受

本体感受与自我运动和身体位置的感觉有关，孤独症人士可能有这方面的问题。我一直都有点笨拙。哪怕在自己的公寓里走动，我也经常撞到门边或被东西绊倒。这不像某些感官问题那样强烈，但仍然是一个常见的问题。一些孤独症人士会常常踩到别人的脚或不小心撞到东西。这些对我们来说可能是很难避免的，希望你不要因此感觉到被冒犯或认为他们只是无礼。还有一些自我刺激行为（stimming），如摇摆或晃动身体，这些现象都与这种感官差异有关。

与孤独症人士沟通的建议

重要的是要承认每位孤独症人士都是不同的，而且本章所描述的沟通问题的范围并不包括所有问题。然而，了解一些共性问题能够为接下来的沟通打下良好的基础，这能够改善你和孤独症人士的沟通效果。

沟通对我来说一直是一件令人筋疲力尽和疲于应付的事。我的问题是我并不能自然而然地把我的想法转化为语言。经常的情况是，我和人谈话时的感觉就像屏住呼吸一样不自然。人们经常告诉我他们没有注意到我是孤独症人士，但随着他们对我的了解加深，他们会对我越来越恼火，因为我的"反应总是一成不变"，或者我"没有足够的眼神接触""看起来对对方不感兴趣"。这很令我沮丧，尤其是我花了那么多精力去尝试沟通的时候。

对于大多数孤独症人士来说，进行对话是一项巨大的挑战。我们中的一些人可能在沟通方面强一些，而另一些人可能只是看起来擅长沟通，而实际上只是因为他们很善于掩饰对话时的困难。如果一位孤独症人士正在与你进行谈话，请理解他们需要付出的努力比你的努力多得多。你正在做一件对你来说是自然而然的事。而神经典型者感觉很自然的交流方式对孤独症人士来说并不自然。这里有一些提示，可以帮助双方更容易沟通。

积极倾听

有些孤独症人士真的不知道如何开始一次谈话。人们总倾向于认为，如果我们不主动交谈，就意味着我们不想说话。但对我们大多数人来说，情况并非如此。如果别人主动发起对话，比如问我们一个问题，或许就真的可以帮助我们开启一次真正的沟通。

我总是对一个人是否对我说的话感兴趣很在意，并因此而很没有安全感。如果人们能够通过回应"嗯""是的"或"我明白"来回应他们听到了我说的话，这会对我很有帮助。而且如果能够追问一些相关问题，这也会鼓励我多说。和许多孤独症人士一样，我发现要找到正确的词汇来表达自己是一项艰巨的任务。当人们注意到我们找不到某个准确的词汇时，他们可以通过询问来帮助我们找到它。他们可以通过询问"你的意思是指××吗"来帮助我们找到合适的词语。

但重要的是，他们不是替我们完成所有的句子。大多数孤独症人士还发现，与人进行眼神交流是一件非常痛苦的事。我们可能会习惯于看着你的眉毛或嘴巴的位置说话，或者甚至看着你背后的什么东西，如果人们能意识到并能理解这一点，那么会对双方的顺利沟通大有帮助。因为这并不意味着我们无礼或对谈话不感兴趣。请你做一个积极的倾听者，并鼓励我们多多说话。但也要注意一点，你做出的表示积极倾听的一些信号，如点头，可能会被我们忽视。与孤独症人士交流时，最好避免使用肢体语言，而是用语言来代替。

你不应该说的话

在多年前，一位孤独症康复课程的辅导员告诉我，我看起来像是一个机器人，他说我非常善于分析，但我好像缺乏感情和情绪的表露。那时候的我没有什么自知，对孤独症也不甚了解，所以我没有反驳他。即使我知道他是错的，我也没有相应的沟通技巧来说服他。虽然许多孤独症人士难以表达或认识自己的感受和情绪，但这并不意味着他们没有感情。

多年来，我遇到了各种类似的对于孤独症的误解。这些不准确的认识会让你问出冒犯性的问题或做出不恰当的言论。我不是一个容易被冒犯到的人，我总是牢记大多数人只是缺乏知识，而并没有恶意。不过，我确实认为，重要的是人们能敞开心扉，改变自己的想法，正确地认识孤独症。以下是一份常见的关于孤独症的言论，其中的一些话人们可能认为是出于善意的，但实际上它们代表着对孤独症的深刻误解。

"你可能没有那么多问题。"

当人们在公共场合看到我时，他们看到的绝对是我最好的一面。而这往往只是一种表演。发出这样言论等同于你做出了你并不真正了解的假设。许多孤独症人士擅长掩饰他们的困难，以达到成为一个"正常人"的目的。当他们回家后，他们感到足够安全，才会摘下面具，做回自己。

"我们都有一点孤独症。"

在我看来，"有一点孤独症"根本不存在。你要么是孤独症，要么不是。当我听到这句话时，我觉得人们对我们每天都要经历的挣扎和挑战一无所知。

这让我感觉很被轻视。

"你肯定是高功能孤独症。"

总的来说，正如我们之前讨论的那样，"高功能"这个词是不准确的，而且是有问题的。能够正常地进行对话——尽管这对我来说很有挑战性（这一点可能并不为旁人所知），但这并不意味着我没有其他方面的挣扎。这个词只描述了人们如何看待我，而不代表我的现实。

"你看起来不像孤独症。"

我有一种感觉，"看起来像孤独症"就意味着一个人独自坐在角落，来回摇晃，不断地拍打胳膊和手。当一个人这样做的时候，那他很有可能患有孤独症。但这并不是所有孤独症人士的外在表现。孤独症以如此不同的方式影响着如此多的人。如果你认为你能用一两句就能把它所有的症状或表现概括出来，那么很明显这是一种过度简化的说法。

"我也是孤独症人士，有时候。"

当你是孤独症人士时，你一直都是孤独症人士，而不仅仅是"有时候"。在某些日子里，我确实感到"更自闭"。这实际上并不意味着我在其他日子里不那么"自闭"。在那些日子里，我只是觉得自己更强大，更有能力面对我的障碍。

|"走出"自己的孤独症|

"走出来"意味着作为一名孤独症人士，勇敢地和别人分享自己患有孤独症这一事实。在被诊断为患有孤独症之后，和谁分享或要不要分享这一事实本身就是一个艰难的决定。因为你完全不知道对方会作何反应，想想这件事就有点可怕。人们可能会表现出震惊，也可能不相信甚至否认这一事实；然后突然开始以一种不同的方式对待你。当我们和另外一个人坦诚道出自己患有孤独症，这实际上是一种信任的标志。所以，严肃对待这件事是很重要的。当一位孤独症人士倾诉出自己患有孤独症的事实，倾听者不应该报以如上的回应。一个很好的回应方式是，可以问问他们作为一名孤独症人士是一种什么样的感觉，以及自己如何能够提供一些力所能及的帮助。一位孤独症人士可能需要外界帮助来购买日常用品，为旅行打包行李，甚至是帮助他们打一个电话。知道总有一个人可以倾诉，可以寻求帮助和建议，对一名孤独症人士来说是一件幸事。

当我向人们透露我有孤独症时，我得到了各种各样的回应。有些人用这样的评论来否定它，"哦，我们都有点奇怪"，或者他们甚至试图告诉我我并不是真的有孤独症。我也遇到过一些人，他们突然之间好像把我当成了一种传染病的患者。我会向老师倾诉我患有孤独症，他们了解这一点很重要，因为孤独症影响了我的学习方式。有时老师会说"哦，没关系"或"重要的是你喜欢你正在做的事"之类的话来回应。我知道他们是出于好意，但这些回应真的没有帮助。我的感觉是他们对此不屑一顾，他们并没有认真对待我的倾诉。与他人分享自己是孤独症人士这一点对我来说是非常困难的。因此，如果收到的回应是轻视、不在乎，我就真的不知道该怎么办才好了。如果有人向你倾诉他们孤独症的情况，那么他们就是在向你表示出极大的信任。请尊重这一点，认真地对待他们。

04

第四章

孤独症在学校

连接孤独症

与自闭症谱系障碍人士的
沟通及倾听策略

_____

回想起在学校的时光，从小学、初中一直到高中，我仍常常感到恐惧。在我还是儿童时，我感觉学校太令人害怕了。甚至长大一些后，上了初中和高中，上学这件事仍然让我焦虑不安。每一天上学的首要任务仅仅是想办法熬过这一天。从智力角度来说，我实际上是一个非常聪明的孩子，但是由于混乱、嘈杂的环境和学校的教学方式，可以说我没能从学校学到什么东西。

这种经历对孤独症谱系障碍的学生来说太常见了。学校可能是孤独症人群面临沟通挑战的风暴眼，充斥着过度拥挤的教室导致的感官冲击问题，不耐烦的老师的不理解，还有那些因为看起来"奇怪""不合群"而遭受欺负和排斥的经历。本章将指出一些发生在教室里的常见问题，并就如何解决这些问题为你提供建议，无论你是老师还是孤独症学生的同学。

我在学校的日子

除了凑签到人数之外，我在学校上课几乎没有任何收获。当我坐在教室里时，我被各种感官输入轰击着——其他学生的窃窃私语声、来自走廊的声音、来自外面的汽车和自行车的声音、风和雨的声音，以及邻班老师的声音。而且这些声音都同样响亮。我难以从所有噪声中过滤出自己班级老师的声音。我几乎错过了老师所说的每句话，甚至连完成阅读也几乎不可能。在学校，有很多的干扰因素让我分心而无法学进去；在家里，在一个安静的地方阅读、学习，对我来说也是一种挑战。我很难理解很多教科书中使用的抽象语言。而且，从学校回到家，我通常已经筋疲力尽了，无力再接受任何信息。

为了避免失败，我开发了一整套的技巧。小学时，我会通过抄同学的作业来作弊——把铅笔丢在他们的桌子旁边，以便在捡起铅笔时迅速瞥一眼。或问老师我是否可以去洗手间，并在走出去时看其他孩子在做什么。有一次，我把一幅美术课上画的画带回家。我妈妈问我画的是什么，我告诉她我不知道。我是真的不知道。因为我错过了老师讲的我们应该画的东西，我只是从我旁边的孩子那里复制了那幅画。通过学校测试的整个策略是基于一件事：作弊。在小学时，我很容易通过这些伎俩逃脱老师的法眼。但随着年龄的增长，高年级老师对作弊的警惕性提高了，作弊难以使我全身而退。

幸运的是，我生来就拥有一种天赋——照相式的记忆，我利用这一点来通过考试。为了通过考试和测验，我不得不学习一本书中的所有章节。我的策略是记住每一页的内容。我记住了每一页的内容、版面设计、页码、专题，甚至每个字在页面上的位置，尽管我一个字也没有理解。在考试过程中，当某个术语或数字出现时，我可以在脑海中翻阅照片档案，并准确地找出该术语位于哪一页。我知道页码、该词在页面上的位置、相邻的词、图片，以及所有相关的一切。这种策略只适用于应付考察基于事实的问题，这些问题可以从书中找到答案。但是当我们需要用自己的话来解释一个问题时，我就有麻烦了。

更糟糕的是，我在学业上的挣扎还伴随着严重的校园霸凌。我在荷兰的四年中学阶段，这种情况最为严重。这不仅仅涉及一两个欺凌者，可以说是一群欺凌者。我在学校里不敢踏上操场一步，否则就会被骂，被吐口水，被推下楼梯，或者被打。偶尔会有一个瞥见事情经过的老师试图干预，但这实际上使情况变得更糟。这让那些校园霸凌者们专门在我回家的路上等着我，就为了揍我一顿。

中学毕业后，在我接受平面设计教育期间，我没有再被殴打，但我仍然在集体中被孤立，被责骂。我很欣慰，因为我不再挨打了。但我还是非常孤独。直到许多年后，在我接受组织病理学教育期间，其他学生才开始对我好。他们甚至在下课后等我，一起走到车站乘车。起初我有点怀疑，因为这对我来说是一种全新的体验。当我意识到这是真的时，我的心中被喜悦和幸福所充斥。他们展现出的同情心和成熟度可以作为与孤独症谱系障碍学生互动的典范。

▶ 学校中的常见挑战

不管是什么科目，学校考察的大多都是处理文字和语言的能力，而对大多数孤独症人士来说，这将带来挑战、误解和冲突。嘈杂的教室、抽象的语言，以及非语言的社交符号都会导致这些问题。有时，这种误解会很有趣。通常情况下，在人们向我解释了我的误解后，我甚至会自己笑出声来。但不幸的是，误解也可能会导致痛苦或尴尬的局面，即使双方都没有伤害对方的意图。但如果我们能够了解孤独症人士处理信息的方式和他们在表达自己时经常遇到的挑战，许多困难局面是可以避免的。

常见挑战 #1 "解释一下你的思路"

和许多孤独症人士一样，我发现自己很难解释我的思维过程。作为一个视觉思考者，我的思维方式就是图片、图案和数字，而不是文字。让我将想法转化为文字一直是我最困难的挑战之一。这也是为什么我在学校期间与其他学生一起合作是如此具有挑战性。当独自工作时，没有必要解释自己的想法，但是当与其他人一起工作时，你必须不断地讨论事情并解释你的想法。当我试图解释自己的想法时，往往要花很长时间才能找到正确的词语，或者根本就找不到合适的词语。极端情况下，我根本就说不出话来。这是令人沮丧的，因为你的想法是正确的，但说出来的话却与你想说的完全不同。

我的数学成绩一直很好，但不幸的是数学并不只涉及数字。尽管数学中通常没有那么多抽象的语言，它对我来说相对更容易理解，但数学中解释性的东西仍然是用文字完成的。

我经常在解释我的思维过程方面遇到问题。尽管我的答案在字面上是正确的，但我常常因为无法解释我是如何计算出来的。我的思路通常会走一些捷径，使计算结果更快地从A到D，而不是从A到B到C再到D。

教师们应该重新考虑是否有必要强制要求孤独症谱系障碍学生解释或"展示"他们的思路，或者至少要允许有不同的办法来解决数学问题。

常见挑战 #2　语气问题

正如我在第三章所讨论的，语气（语调）问题是孤独症人士面临的一个主要挑战。在真正的谈话发生之前，我经常默默地练习我想要说的话。甚至连最简单的话我也会进行演练。比如说"早上好"。我不仅练习我想说的具体的话语字词，还会练习我的语气。尽管我们尽了最大努力，但许多孤独症人士在试图与他人交谈时，听起来给人的感觉是我们很生气或是很不礼貌。因此，当我们和别人说话时，如果对方能够明白我们为什么会有这样"不寻常"的声音或语气，并把注意力集中在我们所要表达的语言和意义上，而不是仅仅对我们的语气做出反应，那会对沟通的有效性产生巨大的帮助。

我记得我在上平面设计课时发生的一件事。因为我完全无法融入班级，所以大部分上课时间我都是独自一人坐着。有一次，在艺术史课上，班上最受欢迎的一个女孩坐在我旁边。我真的受宠若惊。因为在大多数课程中，根本没有人主动坐在我旁边。但课上到一半的时候，她开始在桌子下抖腿，桌子颤抖得非常厉害，我因此而无法写字。我想让她停下来。我在脑子里练习了很多次，试图尽可能友好地询问她，甚至我还在盘算自己是否应该制止她。

当我最后用我自认为最友好的语气对她说了一些话后，她对我非常生气。她大喊大叫说，我没有理由对她发火。她站了起来，坐到了别的地方。我试图向她解释，我并不是有意要激怒她，但她无法相信这一点。我发现非常令人沮丧的是，在我如此努力练习的前提下，我的语气听起来还是和我想象中的是两个样。

常见挑战 #3　按字面意思理解问题

对于孤独症人士来说，理解抽象的语言是一种挑战，特别是在紧张的课堂环境中。我已经数不清有多少次我按照字面意思理解别人说的话，让别人对我的反应感到困惑。神经典型者往往没有意识到他们使用了一个抽象的概念，因为这在对话中是如此普遍。但这只是加深了我们在交流中的困惑。

有一次，一位老师因为某些原因对我很生气，在对我进行长篇大论的教育之后，他说道："你明白我的意思了吗？"我当时非常尴尬，因为所有的学生都在看着我，他们似乎觉得这一切非常有趣。我希望尽快结束这种情况，我通过点了点头的形式回应了老师。

然后，老师说："我没听到！"

我回答说："我什么都没说。"

"你是在和我开玩笑吗？"老师厉声问，甚至更加激动了。

"不，我真的什么都没说。"我回答。

他满脸通红，甚至已经出离地愤怒，并严厉地说他不喜欢我取笑他。取笑他？我真的不知道他在说什么。他把我带到走廊，让我考虑一下我的礼貌问题。我完全糊涂了，不知道我做错了什么。

许多年后，我明白了他的意思。"我没听到！"我明白我把这句话看得太"认真"了。这只是因为按照字面意思去理解而导致的交流失控的一个小小例子。我曾在走廊上花了不少时间，完全不明白老师为什么要让我去走廊。

常见挑战 #4　听懂指示

当我听完老师的解释，理解了一项作业时，我总是会松了一口气。但大多数情况下，情况并非如此。我不得不要求老师重复说明。这时，老师往往会变得非常恼火，认为我没有认真听讲。有时，我立即明白了指令，我会祈祷老师赶紧停止说话。因为我知道更多的话只会让我困惑。许多孤独症人士对听懂指令都感到有困难。通常字越多，就越会使我们感到困惑。我们需要清晰、具体、简短的指令。越短越好。如果有一项复杂的任务，需要大量的指令，那么最好能以书面形式给出这些指令。

常见挑战 #5　此注意力非彼注意力

　　与社会交往一样，在课堂上也有大量的非语言交流发生。对于孤独症人士来说，这可能是一个特别的挑战。有些教师很在意非语言形式的交流，例如学生是否在看老师，以表明学生正在集中注意力。但许多孤独症学生，包括我自己，反而当视线远离老师的时候，学习效果会更好。

　　在学校里，为了尽量减少我和老师之间的干扰声音，我经常选择教室前排紧靠窗户的座位。坐在窗户旁边，可以减少视觉感官输入的信息量。但只有当窗外有平静、安详的景色时，才能有效减少视觉感官输入。我可以在老师说话的时候看看天空或树梢。遗憾的是，尽管我这样做是为了集中精力听老师讲课，但我看向窗外的眼神却被解释为对老师的课不感兴趣。老师希望我面对他们。那时候，我还不明白为什么我需要看向窗外。那只是我本能的行为，所以我也没能向老师解释清我为什么那么干。

孤独症谱系的优势

孤独症人士在许多方面面临着严重挑战，但作为补偿，孤独症人士也有很多优势和技能可以开发。这些优势往往可以弥补我们在其他方面的损失，并在各种环境中增加自我价值。尽管对我们来说，弥补弱点很重要，但更重要的是要认识到我们的长处和技能，以便我们能够在此基础上继续发展。与其停滞不前，专注于我们难以做到的事情，我们可以把精力专注于发展我们的技能上，在我们擅长的领域蓬勃发展。许多孤独症人士有着共同的优点，可以使他们成为特别的、优秀的学生。

优势 #1　记忆力 3 级

许多孤独症人士都有很好的记忆力。这在学校里是很有帮助的。和许多孤独症人士一样，我在数理类课程中表现出色——与数学、科技、机械相关的科目。我们在系统化分析、理解基于规则的系统和记忆事实方面均高于平均水平。在学校里拥有良好的记忆力甚至是照相式记忆是一项巨大的优势。如果我没有发达的记忆力，我甚至都不可能完成小学和初中的学业。我善于记住一些事实性的知识，如某个国家的首都或地理课上讲的某个城市的位置，或不同语言的单词。

如果你要和孤独症谱系障碍人士合作完成一个项目，这将是一个很大的挑战。在分派任务的时候，值得注意的是要利用好他们的记忆能力。如果我们被赋予了符合我们优势的任务，我们就能贡献力量并实现自我发展。如果我们的工作与我们的天性相悖，那就可能会使任务对每个人来说都很困难。例如，其他学生知道我擅长绘画，所以他们让我做项目中所有的绘画工作。或者他们安排我做计算工作，这也是我非常擅长和喜欢的事情。而且如果你的团队中有孤独症人士，你可以让他们负责追踪项目进度，并确保项目细节没有被遗漏。

优势 #2　善良和同理心

如前所述，许多孤独症人士是联想型的思考者。我们不倾向于把人归类或把不同的人放在不同的盒子里。正因为如此，我们不太可能评判他人。我们看人的方式就像我们看周围事物的方式——通过体察其中小小的细节。我总是把每个人都看成是一个独立的个体。相信每个人都有很大的不同，不能被归类。我从来不会因为一个人的不同而产生去欺凌他的动机，因为对我来说，每个人都是不同的。

不幸的是，许多孤独症人士都曾有过被霸凌的经历。所以我们知道作为一个局外人和一个被孤立的人是什么样的感觉，这也培养了我们的同理心。因此，在学校环境中，我们不太可能像普通学生一样去欺负其他学生。孤独症人士往往非常善于分析，并会根据合乎逻辑的道理做出决定。对我来说，让别人的感受很糟糕是不合逻辑的。这样做没有任何意义。这些特征可以使我们成为非常好的和忠诚的朋友。

优势 #3　永不满足的好奇心

许多孤独症人士可以在某些与我们的特殊兴趣有关的课程中高度集中注意力。老师们明白，哪怕只有一个学生在课堂上认真参与并提出问题，都是非常有价值的。当我们参与我们有特殊兴趣的科目时，我们不会有所保留。我们想学习一切我们可以学习的东西。

组织病理学课程是我第一次为自己选择的学业方向。我一直对医学科学和研究感兴趣，几乎到了痴迷的程度。我很乐于并且非常积极地去学习免疫学、分子生物学、生物化学和病理学。与其他课程不同，我有能力吸收关于这些主题的大量信息。在老师讲解完某一主题后，我常常想了解更多信息，并在互联网上自行搜索，学习更多的细节。

一些孤独症人士非常乐于分享他们对某项感兴趣的事物的激情。如果你是一个不擅长某个科目的学生，而恰巧某位孤独症的同学对此科目特别感兴趣，那么他们很可能乐意成为你的辅导老师。

优势 #4　勤奋

孤独症人士往往是目标导向的，这可以使我们更加努力地工作，不断自我激励。我们往往拥有更强的耐力，并明白如果我们要获取与同龄人一样多的机会，我们必须克服更多的挑战。

上学时，我接受不了我取得了一个失败的成绩或理解不了老师讲的某个知识点。于是，我把所有的精力和时间都放在学习上，我会从图书馆借来相关的书籍或是从网上找到相关学习材料，以确保自己掌握老师讲的主题。通常，在我搞定某个问题或是达成自己的目标之前，我不会停下自己的脚步。我妈妈可以告诉你，在我还是个孩子的时候，我就不允许自己休息。我会持续努力，直到成功。当然，这往往也伴随着重大的崩溃时刻，那时，我妈妈不得不强迫我休息。拥有如此强烈的成功自驱力是一种优势，但也可能是一种代价。比如，不承认自己的能力天花板，把自己逼到崩溃的边缘，这可能是不健康的。只要孤独症人士能控制好度，他们的自驱力和不轻易放弃的精神可以成为课堂上的积极因素。

优势 #5　尊重

在中学期间，许多学生经常迟到，对老师不礼貌，或不做作业。我却恰恰相反，违反任何规则的行为都让我感到非常不舒服。生活本身对我来说已经够混乱了，而像按时到校和完成作业这样的规则给我的生活带来了某种秩序感。我和其他许多孤独症人士都有这个共同点。遵循规则可以归结于我们内心对逻辑的强烈渴望。对我来说，不做老师布置的功课，或不尽最大努力去做，在逻辑上完全是讲不通的。因为这只会对我的成绩和学术能力产生负面影响。孤独症学生遵守规则的倾向对老师来说是有利的，因为我们往往不会成为麻烦制造者。对其他学生来说，我们可以树立一个好榜样。尽管在我的故事里，这往往只是另一个我被霸凌的理由。

| 爱因斯坦有孤独症吗 |

多年来，阅读有关科学家，如阿尔伯特·爱因斯坦、亨利·卡文迪什、艾萨克·牛顿和阿兰·图灵等人的文章和传记，一直是我热衷的消遣方式。这些天才中的不少位都流露出孤独症的迹象：沟通困难，社交能力差，以及对某个主题的强迫性关注。爱因斯坦直到三岁时才开口说话，他不与其他孩子玩耍，把时间花在他的特殊兴趣上，包括解谜、做数学题、拉小提琴和看书。他总是独来独往，觉得很难交到朋友。

尽管我们不能完全确定爱因斯坦或其他任何科学

家就是孤独症人士，因为他们已经去世多年，我们也无法对他们进行诊断。但这确实鼓励了我，因为他们中的大多数人似乎与孤独症人士一样在生活中的某些方面进行着同样的斗争。我倾向于这样认为：一个人不可能样样精通，总得有一些东西要放弃。如果一个人在某方面非常有天赋，那么他在其他方面不擅长也是正常的。这并不会导致或促使任何人认为他们是有问题的。

2017年耶鲁大学发表在*PLoS Genetics*上的一项研究考察了孤独症和增强认知能力（enhanced cognitive abilities）之间的遗传联系。研究指出："我们的想法是，在进化过程中，某些对认知功能有积极影响的变异体被选中，但其付出的代价是——在这种情况下，孤独症谱系障碍的风险会增加。"这个结论是合理的。但我觉得"风险"和"障碍"这两个词的用词有问题。我相信，对有助于提高认知能力的基因变异体的积极选择是孤独症天然的组成部分。孤独症就是这样。它伴随着积极的属性，尽管也面临着来自社会属性层面的挑战。而这些挑战对神经典型者来说比较容易应对。

之所以称其为"障碍",是因为人们认为孤独症人士遇到的这些"挑战"是很"不正常"的。举个例子来说,如果橡树的基因变异体被正向选择以提高生存机会,从而导致橡树的叶子产生不同的颜色,这并不一定意味着这些变种树木的出现是一种进化的紊乱。它们可能有更强壮的树干和树皮,或者使橡树不那么容易受到有害细菌的影响,这些东西都是橡树存活时间更长的必要条件。人们倾向于把一切不正常的东西称为"障碍",但"正常"只是大多数人的情况。大多数人是这样的。大多数问题的发生是由于社会期望,而不是问题的客观条件本身造成的。

进化会积极地选择那些能够提高人类生存机会的基因。是的,孤独症人士并不总是善于闲聊。我们是否需要聊天以求得生存?也许孤独症人士只是在进化过程中更进了一步?不得而知。我们之所以会挣扎,是因为我们生活在一个为神经典型者设计的社会中。有人称孤独症是一种流行病,但也许我们称之为"进化"可能会更贴切。仅仅因为你给某样东西起了个名字,称其为"障碍",并不意味着它就是一种病症。

孤独症对功课和考试的影响

孤独症人士在学校的成绩不理想，这并不是因为我们智力水平低或是努力不够，而是因为我们的大脑结构不同，我们处理信息的方式也不同，所以学校的教学方法往往对我们不起作用。

这可能是令人沮丧的。即使我们很聪明，但我们还是得到了不及格的成绩，这影响了我们未来的努力。在考试、家庭作业和小组作业中最常遇到的问题都与我们的沟通障碍有关，这是一个我们几乎在任何方面都面临的障碍。

考试的麻烦

一个教室对神经典型者来说似乎很安静，但对孤独症人士来说往往并不是这样。咳嗽声、衣服摩擦声、脚步声、狗叫声、外面的汽车声、通风系统的风声、雨声，或邻近教室和走廊的噪声……孤独症学生的耳朵会受到所有这些微弱噪声的影响。这种不和谐的声音会使人无法集中注意力。想一想你上次头痛或失眠的时候，你就会明白，一个看似平静的环境，如待在一间安静的房间里，也能够让你的感官备受煎熬。

一般来说，孤独症人士处理文字需要比常人更长的时间。当我正在阅读一个句子时，咳嗽声会打断我的注意力，我不得不重新开始阅读。这在考试中会成为一个问题，因为考试往往有时间限制。考试中提问的措辞也可能是一种问题。教师往往是神经典型者，并以神经典型式的方式思考。因此，虽然我可能已经完全理解了书本上的内容，但老师在考试中的提问方式可能会让我感到困惑。

一个简单的解决方案是允许孤独症学生佩戴耳塞或降噪耳机，或在单独的房间里进行测试。这也有助于我们以正常的状态完成考试。或者完全取消孤独症学生考试的时间限制，在考试期间允许他们提问，这也将大有裨益。

家庭作业的问题

孤独症学生在作业方面最常见的问题之一是倦怠。当我上完一天的课回到家时，我已经非常疲惫。整整一天，我都在尽最大努力去做满足别人期望的事，甚至远远突破了自己的极限。在整个过程中，我已经非常疲惫，感官被过度刺激。仅仅是在校园里，就把我的一切都耗尽了。我感觉自己只是努力把自己拼在一起，试图让自己成为"正常人"。回到家后，还要做更多的功课几乎已是不可能。这是一个巨大的问题，我在课堂上同样也很吃力。孤独症学生最需要的是一位理解自己的老师。

在我的组织病理学教育中，有一位老师意识到学校并不是适合我学习的最佳环境。他允许我在家里学习，而不必出现在他的课堂上。我只需要到他的课堂上参加考试和实验。他允许我戴上耳塞，以便我能够集中精力。

这位老师还免除了我一定数量的必须完成的作业。有一次课，我们必须画出在显微镜下的人体组织。我画得是如此逼真，当然我花了更多的时间。他对我的画的细节非常满意，他也理解我为什么要花这么多时间来画这幅画。如果我只能完成指定作业的一半，他也不会在意。老师的这种包容带来了很大的不同。

不幸的是，我遇到的大多数老师都不是这样的。尽管我的大多数课程中都是全优，但在学校里的学习逐渐使我产生了倦怠感。如果让我在家学习，效果会更好。我没能完成学位学习，大多也因为这个原因。

小组项目的麻烦

孤独症学生往往非常注重目标的实现，对我这样的学生来说，成绩是一件大事，也是压力的来源。我总是喜欢独自作业。如果我不得不和一个学生一起搭班，我也不会很介意，当然，前提条件是他和我一样认真并愿意为完成目标付出同等努力。如果这些条件都能满足，一切都会很顺利。但经常的情况是，我被安排在一个由两个或更多人组成的小组里，而这些组员完全没有努力和兴趣，而且总是拖拖拉拉的。这给我造成了很大的困扰。

我会非常焦虑，因为我在这个项目或作业中获得的成绩取决于这些小组成员。有时我感觉局面完全失去了控制。当在小组中工作时，沟通是一个巨大的问题。这些任务我一个人做时就已经是一种挑战了，更不用说我还要和几个人一起工作。情况变得很混乱，特别是当每个人都同时说话时。在这样的情况下，我常常会感到不知所措，根本无法沟通。我就这样彻底消失在背景中，让小组中的其他人做出决定。

如果你和孤独症学生一起参加小组项目，请牢记这些信息。当你注意到孤独症学生不知所措或孤立无援时，你可以建议休息一下，或提醒大家一个一个地发言，这很有帮助。你也可以询问孤独症学生的想法，以确保他们的声音能被听到。

▌给教师的9条小贴士

在学校的大部分日子里，我的孤独症还没有被诊断出来。所以老师们并不知道我有孤独症。我敢肯定，如果他们知情的话，我的境遇会大不相同。遗憾的是，在这些年里，我一直在竭力而为，尽力做到最好，但老师们却认为我表现得不够好或是不认真听讲。或者他们把我归结于"愚蠢"，因为他们认为我无法有效学习。这是一个巨大的误解，对我来说，这让我错失了很多机会。因为我知道如果人们看到我的潜力，我本可以在学术上取得更大的成就。每每想到此，我仍不免耿耿于怀。

还有许多像我一样的孤独症人士，他们在成年后才被诊断出患有孤独症，因而在青少年期间没有得到任何帮助，并因此错过了许多其他人认为理所当然的机会。教师在学生的成长发展过程中扮演着重要的角色，因此，教师尽可能多地了解孤独症，包括如何引导孤独症学生走向成功的未来，是非常必要的。

贴士 #1

对孤独症学生来说，坐在教室前排的位置，最好是靠墙的位置是比较好的选择。这样他们就不会感觉坐在各种感官信息输入源的正中间。正如前文提到的，我总是选择教室前排靠窗的座位。这样我就可以把我和老师之外的、造成分心的感官输入排除在外。

贴士 #2

在解释一项作业或其他任何事情时，最好使用清晰、简短的指示。使用太多的词和长句子会让孤独症学生感到困惑。我记得在我上平面设计的课程时，我经常在老师解释了一堆东西之后不知其所云，也不知道该怎么去做。老师们的长篇大论在我的脑海中形成了一些完全没有意义的画面。每一次，我都不得不去找老师，要求他再解释一下说的话，尽管通常也没有什么下文。

对我来说，如果能得到书面或图片形式的说明，或者老师能给我演示一下，而不是仅仅使用语言文字解释，会对我更有价值。

贴士 #3

不要强求目光接触，也就是眼神交流。很多孤独症人士在专注于听你所说的内容时，他们的目光很可能落在其他地方，这有助于他们更好地接收信息。如果我在和一个人对话的时候，直视着他的眼睛，我往往会错过他说的每一个字。因为他们的眼神和面部表情让我感到困惑和分心。一个人的眼神和面部表情有很多细节，再加上所讲的话语，实在有太多的信息需要同时处理。为了听懂一个人在说什么，我不得不把目光移开。

贴士 #4

当一项任务由多个步骤组成时，最好是在前一个步骤完成后再提供下一个步骤的指示。

我上学时，老师经常一次性一股脑地提供一大堆信息。等到老师解释完最后一个步骤时，我已经完全忘记了如何开始第一个步骤。最好的方法是为孤独症学生提供简明、有序和循序渐进的书面说明。

贴士 #5

如果可能，应允许孤独症学生在考试时戴上耳塞或降噪耳机，或者让他们在一个单独的、安静的房间里进行考试。许多孤独症人士对声音极度敏感。这对考试时的注意力有很大影响。对于孤独症学生来说，如果仅仅因为他们无法在考试中集中注意力而导致考试失败，这是很令人沮丧的。我没有通过考试，老师往往认为我没有认真学习。这种指责完全是不准确的。我总是在学习上付出很多努力，但我在考试期间由于受到太多的干扰，根本无法集中精力。

贴士 #6

不要轻易对孤独症学生下论断，认为他们没有理解某个知识点。他们可能已经完全理解，只不过无法用自己的语言来解释罢了。我在学校的时候，老师经常会要求学生在读完书后用自己的话解释在书中读到的东西。我就没有能力做到这一点，所以老师认为我没有理解。有时我确实没有理解，但即使我理解了，也常常无法找到不同的语言来解释我刚刚读过的内容。

贴士 #7

提供一个安静的休息场所。对于孤独症人士来说，在学校会耗费大量的精力。在午餐时间或休息时，自己找一个安静的地方坐一会，而不是被迫坐在拥挤的学校操场或食堂里，会对他们很有帮助。他们可能需要这段时间来休整并为自己充充电。有些人可能想完全独自一人待着，而也有一些人可能更喜欢有一个朋友的陪伴。

贴士 #8

不要让孤独症学生在你讲课的时候一边听课一边记笔记。总之这件事对我来说是不可能完成的任务。当我写下第一句话时，我已经错过了后面的六句话。所以最好的办法是为孤独症学生提供一个关于你所讲内容的总结。你也可以时不时地暂停一下让学生有时间写下你所说的内容，或者也可以指派一名志愿者帮助孤独症学生做笔记。这通常是大学课堂上常见的一种便利。

贴士 #9

记住要有爱心。当学生得到一个糟糕的成绩或遇到困难时，不要对他们发火。仅此一点就能使我在学校的日子少受很多伤害。

05

第五章

孤独症在工作中

连接孤独症

与自闭症谱系障碍人士的
沟通及倾听策略

　　找到并保住一份工作是众多孤独症谱系障碍人士所面临的最困难的挑战之一。2015年德雷塞尔大学的一项研究发现，只有不到一半的孤独症人士在高中毕业后的四年内能找到工作。而那些工作的人中，80%的人做的只是兼职工作。尽管许多孤独症人士完全有能力在工作中取得成功，但由于我们所面临的交流困难，就业机会往往不多。在很多情况下，老板和同事只注意到孤独症员工的缺点或弱点，而很少能够转换视角去发现他们的优点。这是一个莫大的遗憾，因为许多孤独症谱系人士可以成为任何公司的积极资产。

　　本章就孤独症人士最常见的工作场所冲突及其解决办法提供了一些见解，剖析了神经多样性可以给工作场所带来哪些优势，讨论了如何管理孤独症员工以及如何与之合作，并为雇主和人力资源部门提供了一些建议，指出在招聘过程中应如何对神经多样性的应聘者进行考察。

我的工作经历

许多人认为，我在被诊断出患有孤独症后，工作会变得更容易，因为人们可以更清楚地了解我面临的挑战。不幸的是，情况并非如此。很多时候，即使人们意识到我有孤独症，但在许多问题上也没有什么改变，因为他们仍然不了解孤独症意味着什么。我工作过的许多公司都不愿意或不能为孤独症谱系障碍人士提供合理的便利条件，以使他们获得更大的职场成功。

许多年来，我尝试了许多种工作，并努力保住工作以维持生计。我的工作包括洗碗工、流水线工人、动物救护员、平面设计师、邮递员。我喜欢这些工作，但在工作中我也遇到了很多问题和误解。最终，我决定成为一名艺术家和孤独症权益倡导者，选择完全的自由职业，基本上在家工作。

保住一份工作对孤独症人士来说本身就是一个巨大的挑战，遗憾的是我们往往不能做到这一点。单单被录用的过程中我们就面临着诸多障碍。得到一份工作，一个潜在的雇员必须通过工作面试。很多人都难免在面试时紧张，但对孤独症人士来说，这种紧张程度更是无以复加。面试在很大程度上考察的都是关于沟通和社交技能的，这基本上是孤独症人士难以跨越的一座大山。即便一份对孤独症人士来说非常合适的工作，也往往因为面试时的沟通不畅导致他们无法被录用。

在校园和步入社会两者之间存在着巨大的鸿沟，在学校里，你可以或多或少地依靠老师，而在工作场所，你被期望能独当一面，能够独立完成你的工作。我在工作场所经常遇到的情况是，我难以理解一项任务，更别提做好它。正如我提到的，我是一个图像思维者，所以，如果某人向我展示某件事该怎么做，而不是用语言解释，我能学得更快。但在大多数工作中，沟通往往是快节奏的，或者是无序的，或者是在小组环境中进行的，几乎每个人都在同时说话。在这样的会议之后，我经常对自己应该做什么感到困惑。

这就是为什么我决定要成为一名自由职业的艺术家。我现在专攻写实铅笔画，主要是关于动物的。因为我是细节导向的人，绘画能够帮助我应对作为一名孤独症人士所面临的挑战。当我在画画的时候，我只需专注于一件事：

画的细节。它能让我感到踏实，我不觉得耗费精力，反而觉得它能为我的能量充电。画画使我能够再次面对外部世界的挑战。遗憾的是，并不是所有的孤独症人士都能从事自由职业，这就是为什么我们要研究多种途径以使神经多样性能在工作场所发挥更大作用。

工作中的常见冲突

　　孤独症人士在工作场所中常常遇到一些共性问题。尽管我的工作经历和面临的挑战对我来说是独一无二的，但我遇到的许多沟通问题却是孤独症人士的共同问题。工作最后期限的压迫感、过于仓促的解释和指示，都令我疲于应对。虽然我不再面临校园霸凌事件，但我的焦虑却比以前更加严重。工作场所中的每个人都希望我像周围的其他成年人一样工作。

　　但在内心深处，我觉得自己根本不像个成年人。对于孤独症人士来说，拥有理解他们的困难并愿意提供灵活帮助的同事是至关重要的。我在下面描述的经历突出了孤独症人士在工作中可能遇到的一些常见冲突；然后为神经典型性的同事就如何提供帮助提供了一些建议，以使各方都能受益。

常见冲突 #1　字面思维

孤独症人士的字面思维（按字面意思理解事物的思维）往往会影响工作，并导致与同事的任务发生冲突。因为许多孤独症人士不会理解语境，导致他们无论在什么情况下都会遵守字面意思的指示，而其他同事也不可能理解我们的思维方式，他们可能根据语境做出快速的、不同的决策，从而导致理解上的冲突。

在十八九岁的时候，我在一家日本餐厅做洗碗工。我第一次到那个餐厅时，经理带着我参观了餐厅并清楚地向我解释说："这个柜台上所有你能找到的东西都必须清洗干净。"这是一个快节奏、有压力的工作，但我做得还不错。然而在一次轮班中，我发现柜台上有一个大锅，里面装满了煮熟的米饭。我很困惑，但想起了经理告诉我的指令，于是，我把锅里所有的米饭都倒掉了，还清洗了锅。几分钟后，一位厨师来到那个柜台前，开始四处疯狂地寻找什么东西。他问我米饭去哪里了，语气中透着深深的紧张。我立即意识到我做错了。我非常尴尬地告诉他，我把米饭倒掉了，并把锅洗干净了。他当时简直崩溃得要抓狂了，他飞也似地跑回地下室去取出更多的米放回锅里开始煮。

这是一个典型的例子，说明孤独症人士对你说的每一句话都非常"重视"。而且会照单全收。如果有人告诉我要做什么，我就会完全照做。如果管理层能够理解我们不同的思维方式，并将这一点传达给我们的同事，这将对我们有序开展工作大有裨益。同时，如果雇主能够明确如果员工不理解任务，可以在任何时候要求澄清，这也会是一个巨大的帮助。我在搞不懂一些状况时，经常会犹豫不决要不要问一下，因为我担心雇主会觉得我笨或嫌我烦。

常见冲突 #2　矛盾指令

一个健康的工作场所的好处之一是人们可以相互帮助。在某些情况下，这意味着同事们发现你在以自己的方式做事，然后他们会干预，告诉你如何用他们的方式做，如何采取捷径，使工作更容易。但问题在于，对于像我这样的孤独症人士来说，得到第二套指示可能是弊大于利。

我在组织病理学实验室实习期间，很多工作都必须非常精确地完成。其中一项任务是将载玻片放在托盘上，以便由组织病理学家进行检测。我被告知要把载玻片按照正确的顺序，并以整齐、有条理的方式摆放。因此，我把载玻片彼此完全平行地摆放，视觉上整整齐齐的。但后来实验室的负责人告诉我，这种操作会花费太多时间，而且不需要"那么完美"。首先，我被告知，它必须看起来非常整齐和有条理，但后来我又被告知我似乎做得过于完美了。我当时感到很困惑。如果你和孤独症人士一起工作，那么不要急于插手，向他们展示你的方法，即使你认为你的方法更容易。很多时候，我们采取自己的方法是有原因的。

常见冲突 #3　我们很难边学边做

经理们在与孤独症员工打交道时经常犯的一个错误是，他们假设我们的学习方式与神经典型者的学习方式相同。在许多工作环境下，"边做边学"的做法是很常见的。在这种情况下，员工们需要自己想办法，在做的过程中逐渐摸索到门道。由于我们的具体化思维，许多孤独症人士无法克服这种情况下出现的混乱。

在我十几岁的时候，有一年夏天我做了一份邮递员的工作。上班第一天，经理向我解释了如何将所有邮件按街道名称分类，并将信封上的门牌号与分拣站的正确槽位相匹配。对我来说这看起来很容易，而且我喜欢这项工作，因为我一直很喜欢将物品按正确的门类进行分类。但是第二天，当我到达我的工位时，我发现所有的标记都在不同的位置。我感到非常困惑，因为这与我记忆中的画面不一致。我一度怀疑我是不是不小心到了错误的分拣站。结果发现原来我被分配负责一个与第一天不同的社区。我不知道如何重新组织我的工作以适应这种情况。这让我很困惑，所以我问了一个在我旁边工作的同事。他正准备向我解释时，前一天给我描述一切的经理突然恼羞成怒地走过来，他告诉我，他前一天已经向我解释过了，所以没有必要再解释一遍。但我仍是一头雾水，也不知道该如何开始工作。

这个故事的重要之处就是告诉大家，当任务的某些细节突然不同时，孤独症员工可能会感到困惑，他们可能需要再次澄清。

常见冲突 #4　我们没有忽视你

正如前文所讲，一个房间在神经典型者看来可能是很安静的。但对孤独症人士来说，这个房间并不安静，总是存在许多感官输入来源。这意味着，即使我们看起来很安静地坐在那里工作，但为了集中注意力，我们可能在内部做了很多努力来隔绝周围的环境。但这在工作场所造成了一个问题，即人们冲我们说话却得不到回应，他们就会很沮丧甚至是发火。

我曾经在一家大型保险公司的平面设计工作室当实习生。我们的办公室是一个共享空间，有大约五六个人，但其他部门的人经常进出，这让我很难集中精力工作。有一次，当我刚把一些东西整理好放在一起开始工作时，一个经常来我们部门的人突然把一块橡皮扔到我脸上，并开始对我大喊大叫。原来，他是在和我说话，但我完全没有回应，这让他感到很愤怒。他不停地扔东西，我完全惊呆了。因为我甚至没有注意到他在和我说话。如果他能够拍拍我的肩膀或叫我的名字来引起我的注意，或许会更有效。

如果你觉得你的孤独症同事对你视而不见，不要生气。请记住，他们可能正在努力排除干扰，并不小心把你一并拒之门外了。要直截了当，并确保你用友好的信号来吸引他们的注意力——而不是用橡皮擦打脸。

常见冲突 #5　思维盲目性

许多孤独症人士难以形成对他人思想和知识的认识。我们很难意识到他们没有和我们一样的知识。这就是所谓的思维盲目性。

例如，有一次我看到一双非常酷的鞋子，但商店没有我的尺寸。于是，我买了一双小号的鞋，我觉得我可以凑合一下。在我第二天早上去上班的时候，我脚后跟的皮肤完全被这双新鞋磨破了。我上了一整天的班，需要走来走去，我的脚非常痛。我和一个同事走到会议室，但因为我的脚痛得厉害，所以不能走得太快。但我的同事走得飞快，我几乎跟不上她。我相信她应该知道我的脚很疼，因此我对她走得很快这一点感到非常困惑。后来，我才意识到其他人不一定拥有与我相同的认知。有些事我必须告诉别人，他们才会知道。尽管我迟早会意识到这一点，但这通常会有一个不那么愉快的过程。

不幸的是，我们都无法读懂对方的思想，所以当一位孤独症同事可能有一些重要的信息能提供背景知识，但我们却无从得知。这就是第三章提到的积极倾听技巧的重要性。主动开始对话和问一些相关的问题会帮助双方分享很多信息。认真地倾听和关注会帮助你注意到一些事情，例如不合脚的鞋子造成的跛行。

孤独症谱系的优势

我时不时听闻某家公司对雇用孤独症人士特别感兴趣。更多的雇主应该看到神经多样性在工作中所具备的优势。令人遗憾的是，仍有许多孤独症人士没有工作，尽管他们拥有足够的技能和才华。

尽管某些孤独症人士有可能需要一些合理的便利条件才能进行工作，但他们为工作场所带来的优势将证明提供这种便利是值得的。

优势 #1　守时的执行者

许多孤独症人士倾向于结构化地处理事物。我们周围的世界已经够混乱了，所以明确的时间表和固定的日常习惯可以帮助我们保持健康和幸福感。工作的好处之一是，每天的工作时间都是在同一时间开始和结束的，而在学校里，不同课程往往是在不同时间开始的。

我们需要常规和结构的这一特性使我们成为非常可靠的员工。我们中的大多数人喜欢准时出现。只有在绝对必要的情况下我们才会请病假。我个人非常讨厌迟到，我人生中迟到的次数屈指可数。无论我病得多严重，请假这种事总是会让我感到内疚。我们也不太可能在工作时间"摸鱼"或闲聊，因为对我们大多数人来说，社交比工作本身更难。所有这些特征使孤独症人士成为工作场所中非常守时和可靠的执行者。

优势 #2　我们的生产力

当我在画画时，我完全沉浸在画的细节中。我忘记了周围的一切，可以长时间专注于此。有时我甚至会忘记吃饭或喝水，虽然这可能有点不健康，但能在很长一段时间内高度集中注意力是一项宝贵的能力。很多人都知道孤独症人士能保持长时间的专注并且非常注重细节，但很少有人了解这种特质在工作中的巨大优势。它使我们能够完成大量的工作，而且往往没有任何错误。微软、SAP和惠普等公司已经认识到，雇用孤独症人士有助于提高他们的生产力。

有一次，我参加了一个为各种类型的残障人士举办的研讨会。在这次研讨会上，有一项活动是我们必须在一小时内组装尽可能多的门锁。尽管这是一项高度重复的工作，但我很喜欢，因为它需要专注和精确度。当一小时结束时，我组装的门锁在所有的组别中是最多的。

优势 #3　我们全身心投入

许多孤独症人士对自己的工作充满热情。特别是当他们找到一份符合自己特殊兴趣的工作时，他们会有很大的耐力和决心争取成功。我在组织病理学实验室实习期间，我非常有激情，渴望工作和学习新知识。因为这份工作与我对医学的特殊兴趣密切相关。对于像我这样的孤独症人士来说，与我们的特殊兴趣相关的工作感觉更像是一种爱好而不是工作。我们喜欢为实现目标而付出努力和时间的那种感觉。在这方面，我们往往远远超过神经典型者。和高度的专注力一样，我们对工作的热情也能为公司带来更高的生产力。

优势 #4　视觉思维

值得重复提起的是，孤独症人士的大脑思维方式与普通人是不同的。我们的思维方式是视觉导向的。在需要视觉思维和类别识别类的任务中，如照片和视频编辑、计算机编程、汽车维修、组装机器和设备的部件，孤独症人士的表现往往优于其他人。由于强大的视觉思维，许多孤独症人士都有着非凡的创造力、发散性思维，有能力想出创新的解决方案来解决问题。这对雇主来说是一项巨大的优势。孤独症员工除了能产生创造性的解决方案外，还能为新产品或概念提供很好的创意。

优势 #5　痴迷于模式

许多孤独症人士具有高度发达的识别模式的能力。这使我们非常善于识别变化，发现数据和信息中的偏差。这在质量控制、计算机编程和金融等领域的工作中被视为是一种财富。孤独症人士甚至更擅长破解密码，就像阿兰·图灵（一位孤独症人士）那样，他在二战期间破解了德军的恩尼格玛密码机，帮助世界摆脱了纳粹的威胁。

我还是一个小孩子的时候，我总是喜欢看我家附近的人行道，因为我喜欢观察人行道上浅灰色瓷砖的图案，瓷砖间还夹杂苔藓条组成的图案。这种图案一直沿着整条人行道不断重复。但图案上即使存在轻微的、几乎无法察觉的差异也会让我很不自在，比如说，如果一块瓷砖的颜色突然变成了深灰色，或者苔藓条突然变宽了一点。想象一下这种图案和整篇的计算机代码或财会记录的相同之处，你就会开始了解孤独症人士这种对模式的迷恋如何能够成为企业的资产。

| 孤独症名人：债券之王——比尔·格罗斯 |

孤独症谱系障碍人士也可以取得巨大成就，这其中一个很好的例子就是比尔·格罗斯，他又被称为"债券之王"。比尔·格罗斯是一位亿万富翁、投资家和慈善家，也是太平洋投资管理公司的创始人之一。他在70多岁时，在阅读了迈克尔·刘易斯的《大空头》之后，他自我诊断为孤独症。这本书其中一位主角患有阿斯伯格综合征，在阅读了书中的症状清单后，比尔在自己身上也发现了类似症状。他的自我诊断后来得到了一位心理学家的证实。

在2019年接受彭博社的电视采访时，格罗斯说他在生活中的大部分成功受益于他身上孤独症的积极特征。这使他能够集中精力在他的工作上，并能分门别类地有序推进。当他在工作时，他可以完全摆脱杂念、忧虑和与业务无关的事情。这也帮助他认识到别人所看不到的商业世界中存在的某些模式。阅读到《大空头》那本书中列出的孤独症迹象，他意识到自己在社交方面存在的尴尬局面，比如不能直视别人的眼睛，不理解讽刺和幽默。他说，人们经常认为他在生气或是脾气暴躁，而实际上他并没有在生气。他说，他为自己的孤独症感到自豪。如果没有孤独症，他就不可能取得如此大的成就，也不可能拥有生活中取得一切。

如何管理孤独症员工

尽管孤独症员工在工作场所能够成为一种积极的资产，但管理者需要意识到这些员工可能遇到的障碍和困难。这些障碍中的大多数都与沟通有关。尽可能地避免误解、混乱和冲突是至关重要的。压力是孤独症员工无法继续工作的首要原因之一。

表达要直接

准确说出你的意思和你想要的东西，并给出具体细节。我记得有一次，经理问我，"你能在今天晚些时候开始这个项目的工作吗？"于是，在一天的大部分时间里，尽管我在做其他事情，我一直在想我到底应该在什么时间开始做那个具体的项目。因此，重要的是，在与孤独症员工一起工作时，尽可能地给出他们具体的时间。避免使用"稍后""一会儿""很快"等字眼。

把指示写在书面上

在口头指示后以书面形式跟进。如果口头指示能够做到直接和具体也是可以接受的，但如果能用书面指示来跟进一下就更好了。电子邮件、短信息或一张小纸条都可以。通常情况下，口头指示会让孤独症员工觉得信息量太大，并且有时会被其他员工的电话或问题打断。在经常信息过载的工作环境下保持良好的理解力和记忆力对孤独症员工来说是一个挑战，所以有书面的指示作为工作的依据真的很有帮助。

从商业语言中过滤掉抽象的东西

"蓝天思维""跳到盒子外面思考""冷电话"诸如

此类的商业术语经常出现在工作场所中、演讲中或战略会议中。抽象的语言对孤独症人士来说很难理解，因为他们的思维方式是非常具体的。间接和比喻性的语言，如成语和讽刺，通常会导致很大的误解。我曾参加过许多会议，在这些会议上，经理和一些同事经常使用大量的比喻性的语言，我完全被搞糊涂了，根本无法跟上谈话的内容。如果你和孤独症人士一起工作，请记得他们在理解抽象语言方面有困难，因此在你发送书面文件和电子邮件之前，请务必再读一遍，找出那些抽象的内容并删除它们。很多商业术语往往是多余的，发展一种清晰和简明的沟通风格对每个人都有好处。

保持一致

许多工作环境中都有官方的和非官方的做事方式。这是很自然的，因为人类是有创造力的，一个人如果每周要做40个小时的工作，那么他不可避免地会找到一些使工作更容易或更高效的方法。孤独症员工的问题是，我们往往缺乏将多套指令综合为一套指令的能力。如果经理在第一天告诉我们要以某种方式完成一项任务，而后来又有员工说："哦，在这里这样做，这样做更容易。"这就可能会造成混乱，尤其是对孤独症员工来说。因此，在最开始就得到正确且前后一致的指示是至关重要的。这将避免大量的挫折。

不要依赖非语言沟通

多年前，我在一家平面设计工作室工作时，经理找到我谈一个项目。在和我谈完之后，他转身就走了，而我则继续我的工作。几分钟后，他再次出现在我的办公桌前。他似乎很恼火，问我为什么没有跟着他过来。原来，他想在他的办公室里多谈谈这个项目。他用手给我打了一个手势，让我跟着他，但我完全没有注意到这一点。

当然，这种情况可能发生在任何人身上，但对孤独症谱系人士来说，非语言信息是更加难以捕捉的。因此，最好的办法是准确地说出你想要什么或用语言准确表达你的意思。避免使用眨眼、手势，或点头等非语言形式。

提供具体的最后期限和项目细节

很多经理不喜欢对员工进行微观管理。这是可以理解的，因为这可能会增加关系的压力，同时也因为和孤独症人士一样，每位神经典型者也都是不同的，他们喜欢按照自己的方式工作。然而，这往往会导致员工使用宽泛的最后期限，自己管理自己的时间。

但这种管理方法对孤独症人士来说效果并不好。我们必须有一套不同的管理方式。最好的办法是给出具体的指示和细节，比如最后期限的时间。像"这个必须在今天下午完成"或"我需要你在星期五之前完成"这样的指示仍然存在让人猜测的空间。最好是说"必须在今天下午2点前完成"或"我需要这个PDF文件在周五下午5点前完成"。

避免假设

对我和许多孤独症人士来说，接受指示和理解别人的话是一种挑战。然而经理们总是假设我正确地理解了一切，而事实往往并非如此。有时我甚至都没有意识到自己的理解有误。经理可以问一些确认性的问题，如"你打算从什么时候开始"和"完成后你会做什么"这样的问题，以确保所有的理解都是正确的。

解释我们的错误，而不仅仅是修复它们

我以前在组织病理学实验室的一项工作是整理档案。一位同事向我解释了该如何做这件事，而我也完全按照她教我的方法去做。直到有一天，经理告诉我，我把事情搞得一塌糊涂，于是经理开始修复这些事情。这时，我问他我做错了什么，他没有回答我。这让我感到莫名其妙，因为我确信我的做法是正确的，但由于经理不愿意指出我做错了什么，我无法修复这个问题。告诉孤独症员工他们做错了，详细解释如何解决这个问题，并给他们一个纠正的机会，做到这一点很重要。

明确长期和短期的目标，帮助员工确定工作优先次序

如前所述，许多孤独症人士都非常注重细节。但我们倾向于认为所有的细节都是一样的重要。例如，在设

计一本小册子时，我可能会看到图片上有很多不完美的地方，并且认为弥补这些瑕疵与修补图片中的错误同等重要。然而，经理可能觉得小瑕疵无伤大雅，因为其他人可能不会注意到这些小细节。我们对细节的执念可能会对计划的执行，以及优先目标的实现造成障碍。如果经理能解释一下短期和长期目标分别是什么，以及哪些任务具有更高的优先级，那将会对孤独症员工非常有帮助。

| 如果你的上司有孤独症 |

管理孤独症员工为组织管理带来了独特的挑战，在患有孤独症的上司手下工作，或是在一个神经多样性的环境下工作同样也是一种挑战（这在科技行业中特别常见）。你应该重新审视你需要从上司那里获得什么。因为你很可能无法依靠社交和闲谈而从上司那儿获得信息线索，反之，你需要更直接、更主动地沟通；同样，你也不应该把语气冷淡和缺乏眼神接触等现象解读为上司不赞成的迹象。重新设计工作结构和项目管理技术，使之能够普遍适用于孤独症谱系中和谱系外的每个人。在规则和程序方面遵循他们的领导，学习（或询问）他们喜欢的沟通方法。尊重他们的专业知识和经验，你需要理解他们为你的组织创造了巨大的财富，即使一开始你可能看不出来。他们作为孤独症人士能成为领导是有原因的。

如何与孤独症同事合作

我一直很喜欢那种成为团队一员的感觉，但是沟通的挑战对我来说太难克服了。我的口头反应有限，缺乏眼神交流，以及单调的语言，常常使我的同事认为我是一个自以为是或冷漠的人，但实际上我恰恰相反。渐渐地，由于这些误解、欺凌和社交上的回避，我变得焦虑和隐蔽起来。不管我怎么努力都无济于事。在每一份工作中，我都面临着完全相同的问题。

作为神经典型者的同事首先需要认识到的是，我们想融入到公司中去，我们想工作。我们中的大多数人绝不会以孤独症为借口不做某项工作，除非某些事情对我们来说真的不可能。令人沮丧的是，我们的困难被忽视了。

当同事向我们解释一些事情时，可能需要他们更多的耐心。我们中的大多数人需要具体的细节，因为我们会完全按照字面意思理解语言。在一个更大的群体中，最好是一个人一个人地按顺序说话，以免出现混乱。当事情没有按计划进行时，我们可能会感到焦躁不安。在这样的情况下，我们所需要的是耐心、理解和一些支持，以及如何进行下一步工作的明确指示。

我们喜欢成为团队的一部分，尽管我们可能会选择在休息时独自坐着。休息时间往往比工作本身更具挑战性。在休息的时候，突然没有了关于该做什么或说什么的指导。我们中的许多人不善于社交活动，尤其是在群体中。通常情况下，我们在一对一的谈话中会做得更好。如果你邀请我们和你一起坐，我们大多数人都会心存感激。但请记住，每个孤独症人士的情况都是不一样的。有些人喜欢交谈和互动，而有些人则更喜欢隐匿在背景之中，甚至完全独自一个人待着。

最重要的是，要专注于发挥我们的优势，而不是把注意力放在我们的弱点上。我们可能不擅长某些神经典型者擅长的事情，但我们拥有的其他技能是神经典型者感到很困难的。如关注细节的能力或执行重复性任务的能力（许多人都会觉得单调的重复性任务十分枯燥乏味）。我们是不同的，这是一件好事。如果每个人都擅长同样的事情，我们就不能互相取长补短。差异应该被接受。这样，我们才能一起组成伟大的团队。

关于雇主创建神经多样性
工作场所的建议

我无法用语言表达这一点的重要性，即雇主、经理和同事理解并愿意在需要时为孤独症员工做出调整和适应。孤独症在工作场合中通常不会明显地表现出来，但这并不意味着孤独症不存在，不会影响人们的生活。就像我们为盲人提供盲文书籍，为坐轮椅的人提供坡道一样，我们也需要为孤独症员工做出某些调整。

我之所以没有长期工作，这与我本身的工作能力没有关系。我总是能很好地完成任务。但沟通方面的挑战和不友好的工作环境不可避免地导致我被解雇或自己主动辞职。雇主们应该明白，虽然我们可能需要一些特殊的便利条件，但作为回报，你将会得到一个长期忠诚、勤奋和充满激情的员工。

建议 #1　人尽其才

职场中一个常见词叫"人尽其才"。这意味着将合适的人分配到最能发挥他们能力的任务中。这也适用于孤独症职场人士。学会关注孤独症员工的长处而不是他们的弱点这一点很重要。许多孤独症人士拥有惊人的技能。他们甚至可以在某些任务上胜过神经典型性员工。

雇主应确保孤独症员工被分配到能让他们发挥才能的任务和职位上，让他们充分施展自己的才能。这将使孤独症员工保持很高的积极性和生产力。

建议 #2　认识到局限性

接受孤独症员工无法完成某些特定任务的事实，并花时间了解这些任务可能是什么。以我为例，讲电话会对我造成巨大的压力。由于我的焦虑症，对电话铃声的恐惧和那种害怕接到电话的预感可能会毁掉整个工作日。就像你应该了解一名孤独症员工擅长做哪方面的工作一样，你也应该了解他们在哪些方面面临困难，并为之提供任何力所能及的帮助。

建议 #3　逐步指示

尽管许多孤独症员工在执行例行公事和跟进日程表进度方面表现出色，但在组织、计划和安排任务顺序方面仍会有困难。某个任务的步骤越多，我们越难找到正确的顺序。这可能是工作中非常棘手的问题。因此，如果雇主能将所有步骤记录在文件中，这可能对我们会有很大帮助。在关于时间、数量和文件类型的指令上一定要做到尽可能地具体。

建议 #4　位置、位置、位置

如前所述，许多孤独症人士对各种感官输入都非常敏感。各种声音会让人分心，甚至是令人痛苦的。我在一个设计工作室工作时，我的桌子就在复印机旁边。虽然我确实很享受它提供的温暖，但它也发出了很多噪声，而且每次有人使用，机器就会发出亮光。每当复印机被激活，我就忍不住地看向它。噪声分散了我的注意力，打破了我的专注，对我的工作产生了负面影响。

雇主应确保不把孤独症员工的座位安排在复印机或其他发出巨大噪声或强光的机器旁边；也不应安排在门的旁边，因为经常有人进出也会使他们分心。许多孤独症人士对温度非常敏感，因此让他们的座位远离开着的窗户或通向外面的门会是一个好选择。如有你有疑问，只需问我们是否有中意的座位，并尽可能地满足我们的要求。

建议 #5　我们并不粗鲁

社交场合涉及很多不成文的规则，比如你要知道什么时候和别人握手，或者什么时候以及如何和别人打招呼。

当一个孤独症人士没有按照社交规则行事，并不意味着他们是粗鲁无理的。当我还在公司工作时，我每次看到别人都会打招呼。但其中有一个人最终被我的这种做法激怒了，他选择忽视我，这让我感到困惑。我这样做是因为我了解到，在工作场所与人打招呼是一种礼貌。尽管我知道这是一种礼貌，但我并不清楚地知道如何、何时、多久打一次招呼，也不了解向老板打招呼和向同事打招呼有什么不同。重要的是，当孤独症员工向你问候的次数过多，或见面根本不理你，或打招呼的方式很奇怪，请不要生气。当然，这并不是容忍种族主义或性骚扰言论的借口。

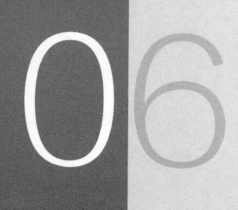

第六章

社交关系中的孤独症

连接孤独症

与自闭症谱系障碍人士的
沟通及倾听策略

_____

有些人认为孤独症人士对社交没有兴趣，或者认为他们不想要任何朋友。尽管许多孤独症人士可以很好地自娱自乐，但我们和其他人一样，也需要交朋友和社交生活。交朋友和维持友谊常常伴随着大量的期望、冲突、混乱和误解。这些对孤独症人士来说是个挑战。遗憾的是，孤独症人士通常朋友很少，或只有非常小的社交圈子。尽管我是那种独来独往的人，但在许多年里，我实际上一直在默默承受着孤独的痛苦。独处和孤独是两回事。一个人可以独处但享受着快乐，同样一个人也可以在闹哄哄的教室里、一个群体或一大群人中，却感到非常孤独。当一个人难以融入圈子，没有归属感的时候，这会对他的健康和幸福感产生巨大影响。这也是许多孤独症人士的挣扎所在，而本章将探讨神经典型者如何帮助我们发展这些社会关系。

我的朋友和社交关系

在我人生的许多岁月里，我踽踽独行，没有任何朋友。我和我的双胞胎哥哥一起长大，我们小时候经常有共同的朋友，但全都是哥哥主动交到的。我的哥哥是我成长过程中最好的朋友。我也偶尔能交到一个自己的朋友，但友谊从未能持续很久。特别是在青春期，每个人似乎都在改变，而我似乎更像一个长不大的小孩子。我在同龄的孩子身边不再感到安全。我努力融入学校生活，尝试在学校和运动场上交到朋友，但好像我走到哪里都会被欺负，要么就是人们远远躲开我。

在我的青春期，我很感激那些对我好的老师。他们对我很好。时不时地，当我真正感觉到我与某位老师在心灵上建立联系时，我就会邀请他一起去做一些有趣的事情。但这总是变成了一种失望。因为他们的普遍反应是，他们希望把工作和私人生活分开。有一次，我邀请一位我认识的、与我有相同兴趣的医生有空去下棋。我得到了同样的回应。这种邀请对其他人来说显而易见是不合时宜的，但对我来说却不是。对我来说，我认为每个人都可能是潜在的朋友。好朋友已经够难找了，所以你为什么要限制你的机会？这对我来说是没有逻辑的。

许多年来，我唯一的朋友是我的鹦鹉——皮拉夫。对我来说，与动物沟通总是更容易一些，因为它们不用语言来交流，而且它们不会像人们那样对你评头论足。皮拉夫被注册为我的治疗动物。他对我这个孤独症人士应对所面临的挑战有很大帮助。

许多年后，我已经三十多岁了，我才真正开始了人生第一段罗曼史。我们是在网上认识的。在2013年我和皮拉夫移民到了加拿大的蒙特利尔，和我的女友同居了。离开荷兰我感到很兴奋，我在荷兰的大部分时光都是灰暗的。在移民蒙特利尔之前，我是一个非常不自信的人，羞怯而胆小。终于遇到一位理解我、欣赏我的人，这是我人生中前进的很大一步，对恢复我的自信和自尊起到了莫大的帮助。同时，我还发现，在蒙特利尔似乎我能更容易地和人建立联系。这里的人和我的家乡荷兰小镇的人相比更加友好，更加开放。在我移民之后，我再也没有遭遇过霸凌事件，还交到了一些朋友。尽管现在我又恢复了单身，但我和前女友仍保持着朋友关系，并彼此把对方当作自己的亲人，我们居住在同一栋公寓楼里，还时常一起活动。

我的鹦鹉皮拉夫2017年去世了，那年它已经18岁。它的离世对我来说是一个艰难时刻，因为如果没有它，我很难想象自己怎么度过在荷兰的那些艰难岁月。我一直是，或许将来也一直是一个独来独往的人。我喜欢并有能力用各种活动来娱乐自己，比如看电影、散步、弹钢琴、在网上下棋、画铅笔画等。但这并不意味着我不需要朋友。我现在也有几个朋友。我每次只会找他们中的一个一起活动，要么就自己一个人做一些事情。

尽管我在沟通和社交方面仍然经常遇到问题和障碍，但我非常感谢我现在所拥有的一切。当我还在荷兰过着与世隔绝的生活时，我做梦也想不到我今天的生活。我每一天都很知足，感恩。

社交中的常见冲突

看到一个小孩子在超市里发脾气，人们通常不会感到惊讶。人们甚至可能认为这很可爱或有趣。但是，当成年孤独症人士发脾气或开始做一些自我刺激行为时——无论是出于积极的还是消极的原因，那故事就完全不同了。自我刺激行为和崩溃都是孤独症的自然反应，但和孤独症的其他一些表现一样，它们可能会导致维持友谊变得困难。

人们往往害怕那些不同的东西并对其妄加论断。根据我的经验，这种情况在小城镇比在大城市更普遍。因为在大城市，与众不同并不会显得突出。但即使是在大城市，当你不符合常规时，融入社会、建立社交关系也是非常具有挑战性的。

不幸的是，我们难以抑制我们所有的孤独症特征，我也不想这样做。因为这会让我觉得我只是一直在演戏，而不是在真正做自己。朋友们对孤独症人士的反应可以像他们对待普通朋友的反应一样。如果是愉快的对话，他们可以说一些肯定的话，如"是吧，我知道你会喜欢这个！"如果事关压力或焦虑，他们可以问他们的朋友需要什么，或帮助去除那些导致紧张、焦虑的因素。除了自我刺激行为和其他孤独症的反应之外，在和孤独症人士交朋友的时候还有一些其他常见的冲突。

常见冲突 #1　理解问题

　　孤独症人士通常只理解字面上的意思。但许多人在交流时并不会直接说出他们真正的意图。在普通人看来再明显不过的社交暗示，对我和许多孤独症人士来说，可能是模糊的和容易造成混淆的。如果人们在和孤独症人士交流时能够准确表达自己的意图，并且明白孤独症人士是怎样理解字面意思的，这对双方的沟通来说会有很大帮助。

　　例如，在过去，有些朋友会对我有点恼火，因为他们认为我拜访他们的次数太频繁了。我并没有意识到这一点，直到一个朋友告诉我："你不必每天都来看我。"从那以后，我就再也不去拜访他了。因为"不要每天来看我"对我来说不够具体，我不明白这句话的意思，所以我干脆不再去找他了。

　　与孤独症人士的友谊或关系可能会遭遇以上这些状况。你的孤独症朋友可能需要知道探访你的具体时间，而且他们可能不希望你贸然来访。总之，清晰的沟通是关键，利用手机短信沟通也许是最好的方式之一。

常见的冲突 #2　不能区别对待每个人

对于神经典型者来说，区分不同类型的关系可能是一件容易的事，但对许多孤独症人士来说，这几乎是不可能的。以前，当我进入医生的诊室，我会问他今天过得怎么样，这种打招呼的方式就像我和这位医生是好朋友一样。不成文的社交规则是很难理解的，而当它们因关系不同而不同时，就更难理解了。

我只能把我觉得待在一起舒服的人和不舒服的人区分开来。谈话如何进行主要取决于对方的主动性和他们提出的问题。我常常倾向于只是等待或"看风向"，而不是自己主动出击，以避免陷入我在过去的社交中遇到的失望和痛苦的境况。

常见的冲突 #3　第一印象

人们往往倾向于在认识他人之前就对其做出判断。这会让人错失很多社交机会，因为第一印象往往是误导性的。当人们遇到一个话不多，或者根本不说话的人，往往往会倾向于认为这个人很无聊，或者他或她没有什么可说的。人们不愿意和我做朋友，因为他们认为我很无聊。我知道我不是唯一有这种经历的孤独症人士。但我知道如果人们主动与我交谈，他们就会发现我一点都不傻，也不无聊。所以，如果你第一次接触孤独症人士的经历并不那么有趣，请花时间再给他们一次机会。

常见冲突 #4　　不要因为孤独症人士坚持做自己
　　　　　　　　　而批评他们

大多数（如果不是全部）孤独症人士在公共场合都会使用一些方法掩饰自己。当我在公众场合或在别人身边的时候，他们能感受到我最好的一面，因为我会隐藏我的孤独症特征。但这通常也意味着当一个人渐渐了解我并成为我的朋友后，他们迟早会对我的孤独症特征有所察觉，他们可能感到不满，或对我的交流方式感到厌烦。他们告诉我，我的反应和回答的语句太有限了，我一直在重复使用同样的话，听起来好像我对他们的话题不感兴趣。

前面的两种情况可能是真的。进行一次谈话对孤独症人士来说可能需要巨大的能量，而且时间越长，我的反应就越不自然。最后提到原因是不正确的。我总是对别人的话题很感兴趣，尽管我的反应有限，或者我可能会重复说同一个词语，这并不代表我没有在认真听。当然，我们一直在努力提高沟通技巧，但我们的朋友对我们的期望也应该保持在有限的范围内。了解我们的沟通方式有些不同，会让交流变得更容易。

常见的冲突 #5　聚会

有几次，例如在艺术展览上，我有多个朋友和熟人同时在场。我知道把他们介绍给对方是一件礼貌上应该做的事情。但这对我来说并不容易。当周围环境安静或不太混乱的时候，我还能发挥得好一点，尽管我仍然觉得这很困难，而且我可能看起来很不自然。在艺术展览或其他活动中，有很多人试图与我交流，但我不知道如何分配我的注意力，更谈不到介绍朋友们互相认识了。

我相信我不是唯一发现这一点的孤独症人士。孤独症人士的朋友不应该把这一点放在心上，或觉得自己没有被介绍给别人而感到被冷落。如果你遇到这种尴尬的时刻，试着主动一点，把自己介绍给群体中的其他人。我还发现在一群人的场合中我很难合理分配我的注意力，特别是当我是主人时。

因为这个原因，我甚至不会在同一时间邀请两个人。对我来说，最好的办法是一次只和一个朋友在一起。当别人发出邀请时，我也不介意被邀请参加小型派对或聚会。我很少参加聚会，即便是参加了，我往往只是坐在后面观察，而不会主动发起对话，即使是三四个人的小聚会。

孤独症谱系的优势

太多的人认为孤独症谱系障碍人士对交朋友不感兴趣，因为我们不会主动与人交谈或联系。事实恰恰相反。我们许多人的沟通和回应方式与人们习惯的方式不同，但从另一面讲，这实际上是一件积极的事情。因为我们的大脑有不同的回路，我们有独特的思维方式，我们拥有积极的特征可以使我们成为有价值和有趣的朋友。

优势 #1　想象力丰富

有时我希望我可以把我的大脑关掉一会儿，这样我就可以得到片刻的平静。我的大脑经常以每小时一千英里的速度从一个主题切换到另一个主题，从一个地点切换到另一个地点。这可能使我发疯，大脑混乱，但这也意味着我的头脑渴望学习，而且我总是在想一些最奇怪的想法。我经常能得到许多想法和思路，这些想法是有创意的、有趣的、不正常的，而且往往是搞笑的。

我的大脑从来不会觉得无聊，但我很少向别人分享我的脑子里在想着什么，因为我害怕看到他们吃惊的表情。但当我和一个人特别处得来，我会向他透露我脑子里那些有创意、奇怪、好笑的念头。很多孤独症人士的大脑也是和我类似的。如果你有幸交到一个孤独症朋友，我向你保证他脑子里的想法从不会让你感到无聊。

为了更好地证明孤独症人士的想象力，我竭力向大家推荐一部影片，片名叫《瞬息全宇宙》。这部影片脑洞大开、想象力爆棚，我看了后惊叹不已。什么样的导演才能拍出这样天才的影片？ 我忍不住搜索，发现导演是一名华裔，叫关家永。他在自己的社交媒体介绍自己从小就患有孤独症，但一直没有诊断出来。我想，这解释了一切。

优势 #2　不评判人

由于许多孤独症人士是联想型思维，我们通常不会去评判他人。我们也不倾向于将人归类或把人放进不同盒子里。尽管在公共场合，我们中的许多人倾向于隐藏我们的孤独症特征，并试图融入其中，但我们更愿意做自己。而当我们在一个人身边感到足够舒适时，我们就可以做回自己，而不会在乎别人会怎么看我们。

优势 #3　诚实

如果你看过《星际迷航》，你可能听过斯波克的台词，"瓦肯人不能说谎"。尽管大多数孤独症谱系障碍人士实际上能够说谎话，但他们通常不会。我们是天生的诚实者，有时几乎是过度地诚实了，甚至是残酷地诚实。当一个朋友剪了一个新发型，我们认为它很难看，如果朋友问起，我们会直说。当你的牙缝里有一块菠菜，我们会让你知道。有一次，我和朋友吃完午饭，走了很久的路回到家，发现我的门牙上粘着一片香菜，这让我很恼火。朋友竟然没有告诉我。我意识到说出真相对人们来说并不容易。但就我个人而言，我宁愿在短时间内感到尴尬，而不愿让自己在不知不觉中出丑。有一个孤独症朋友，你就再也不用担心自己在公共场合出丑，因为你的朋友会让你知道你的发型搞砸了，你的拉链忘拉了，你的鼻子上有一团鼻屎，或者你的牙缝里卡着什么剩菜叶子。

优势 #4　忠诚

孤独症人士的朋友往往不多，但我们对我们所拥有的朋友非常忠诚。我们倾向于黑白分明的思维方式——灰色地带是不存在的。因此，对朋友来说，要么全盘接受，要么一无所有。我们和朋友之间要么形成一个牢固而亲密的联系，要么就根本没有联系。我在爱好方面也是如此。比如我弹钢琴或下棋时，我会全力以赴地去做并达到最佳状态。我不可能一边想着一件事，一边对手头的事情三心二意。如果我注意到我没有能力或没有时间为某件事情投入百分之百的努力，那么我宁愿放弃。如果我什么都想做，那么生活对我来说就太难管理了，也太混乱了。对于个人关系来说，我也是如此。我将投入百分之百的努力去创造一个强大、持久的联系，并尽可能成为一个忠诚的、有益的朋友。

优势 #5　真实

闲聊是我一直不理解的事情。我有时确实试图通过说一些关于天气的事情来开始谈话。但我这样做只是因为别人都在这样做。我宁愿不这样开启对话，因为对我来说，把显而易见的事情作为谈话的主题是没有意义的。和许多孤独症人士一样，我更喜欢谈论电影、科学、音乐、生活经历和其他方面的话题，以及一个人的真实情况，而不是客气地告诉对方我们都很好，而实际情况却完全相反。我不认为这有什么意义。许多孤独症人士是严密的逻辑思维者，而花时间谈论不言自明的事情，或者互相撒谎谈论彼此目前的状况，这并不符合逻辑。我们更喜欢谈话的主题是有意义和有趣的，而不是肤浅的。

| 如何开启谈话 |

有一些孤独症人士喜欢聊天，他们会主动与人交谈，但这往往局限于他们的某些特殊兴趣，这样一来对话很快就会变成一条单行道。也有许多孤独症人士发现很难开启谈话或让谈话能继续下去。他们可能会和别人打招呼，问他们过得怎么样，但要接下来把谈话继续下去就很有挑战性了。也有一些孤独症人士根本不会开启对话，或完全不说话。当他们不说话的时候，这并不意味着他们对谈话没有兴趣，或是无话可说，或者他们不懂语言。这可能只是因为开启对话对孤独症人士来说太困难了。就我个人而言，我觉得开启谈话并不容易。很多时候，我根本不知道该说些什么，即使我知道，我发现我仍然面临着很多不确定因素。例如，我希望我没有打断别人，或者我不想看起来或听起来很奇怪。

在与孤独症人士交谈时，你可能需要付出更多的努力来将对话继续下去。你可能是那个不断问问题的人，但却难以得到任何超过两个字的回应。这并不意味着孤独症人士对了解你不感兴趣，实际上我们很欢迎你分享自己的经验和故事。孤独症人士可能非常害羞，就像我一样，但我们越是得到鼓励，越是能在对话中感觉到对方对了解我们感兴趣，我们就会越发敞开心扉。请记住，谈话内容多多少少可能与你过去习惯的有点不同，这取决于孤独症人士的沟通能力。

友谊谱系

对于大多数人来说，拥有朋友是理所当然的事情。当我告诉别人，在我生命中的许多时光里，我没有任何朋友，他们很难相信。他们认为我在夸大其词，但对许多孤独症人士来说，拥有朋友并不那么普遍。有一些孤独症人士过着非常孤立的生活。如果这是一种选择，那也没关系。

但许多孤独症人士真的希望有朋友。只是他们似乎无法与人沟通。还好时代在变化，人们的思想更加开放，社会变得更加包容，这是一件好事。不幸的是，这仍然不意味着孤独症人士能很容易交到朋友。尽管孤独症人士可以后天地努力提高自身的社交技能，但我们总是需要别人的思想更开放一些，并在一定程度上能够适应我们的需要，以便彼此能够建立和维持友谊。

在尝试与孤独症人士建立友谊时，应保持开放的心态，并将自己的期望抛在脑后。有时新朋友会告诉我，他们甚至没有注意到我是孤独症人士。但很快他们就会开始抱怨我的沟通方式。重要的一点是要记住，在你第一次认识孤独症朋友时，你可能得到的是这个人最好的一面。迟早有一天，你会注意到他们的孤独症特征。只要记住不要随意评判，并包容那些你所不习惯的一些孤独症人士的特征，如自我刺激行为或糟糕的眼神接触。

许多孤独症人士只喜欢谈论他们的特殊兴趣，如电影或Minecraft，但你可以通过提问和分享自己的兴趣，使对话更加双向化。如果你发现你们有类似的兴趣，当然，这可能是建立连接的完美方式。你也可以主动谈谈你的一些特殊兴趣。尽管我沉迷于自己的爱好并乐于与朋友分享，但朋友有与我完全不同的爱好时，我也乐于了解和尝试新事物。尽管这个过程可能并不那么容易。

许多孤独症人士具有幽默感，喜欢开玩笑。但是，他们有可能不明白你的笑话。我在电影院的时候，经常出现这样的情况：每个人都在为电影中的某个情节而发笑，除了我之外。另一种情况也很常见，我是唯一一个对某个情节发笑的人。我也经常发现，只有我一个人在为一些在别人看来并不有趣的事情而发笑。作为朋友，你可以为孤独症人士提一些沟通技巧方面的建议，但重要的是，如果你的朋友不能理解你提出的建议，或者没有做出改变，你也不要生气。

大多数孤独症人士喜欢旅行，特别是如果旅行与他们的特殊兴趣有关时。很重要的一点是要提前规划好旅途，最好不要在旅途中制造"惊喜"。任何突如其来的事情都会引起焦虑，即使是我们喜欢的事情。不推荐突击拜访或突击聚会。取消计划好的旅行或活动，对孤独症人士来说也是很难接受的。在这种情况下，要解释取消的原因。如果可能的话，还可以给出下次计划的确切日期。

　　我最喜欢的是和一个鼓励我做自己，不妄加评判我的朋友在一起。我也非常感谢能有一个提供建议、帮助或支持的朋友。在结交孤独症人士时，要保持开放的心态，不要妄加评论。要有足够的耐心，花时间去了解孤独症人士。

结　语

　　写这本书并不容易，因为正如我所强调的那样，我并不擅长使用文字。但对我来说，能够借助这本书分享我作为一名孤独症谱系障碍人士的生活经历，这是一个很好的机会，也是一种荣誉。越来越多的人愿意从孤独症人士那里学习了解孤独症，而不是作为神经典型者站在自己的角度自说自话。这是件好事。无论一个神经典型者对孤独症的了解程度有多高，他们永远无法真正感受孤独症人士的体验和经历的某些挑战。我们在生活中经常经历的混乱和压倒性的情绪是如此强烈，以至于几乎不可能用语言来表达它们。

　　对于读者，你能拿起这本书，愿意通过阅读了解更多关于孤独症的信息，我只想说，这对我意义重大，可能对许多孤独症人士来说也是如此。我希望这本书能帮助你更好地成为一名孤独症人士的教师、雇主、同事或朋友。每个孤独症人士都是独一无二的，所以本书内容并不能全面代表每个人的具体情况。如果你犯了错，也不要灰心。我们致力于建立什么样的关系或许并不重要。任何一种真正的联系的关键是你愿意花时间和有耐心去了解一个人。没有评判，没有不尊重，也没有对未知的恐惧。

不管是不是孤独症人士，每个人都有自己的故事。我们都希望在生活中得到同样的东西：快乐，被欣赏和被爱，并真正地生活过，尽管其中有起有伏。每个人都应该有机会，而实现这一目标的最好方法是在你的字典里划掉"正常"这个词，并保持开放的心态，拥抱差异，庆祝每个人都有自己的长处和技能。这就是每个人获取成功和茁壮成长的关键。

资源链接

健全中心主义：

残疾人权益中心对健全中心主义的解释如下：CDRNYS.org/blog/
uncategorized/ableism

孤独症权益保护组织：

"Autism Speaks No Longer Seeking Cure," by Michelle Diament,
DisabilityScoop.com: DisabilityScoop.com /2016/10/14/autism-speaks-no-
longer-cure/22884

"The Biggest Autism Advocacy Group Is Still Failing Too Many Autistic
People," by Sara Luterman in the *Washington Post*: WashingtonPost.com/
outlook/2020/02/14/biggest-autism-advocacy-group-is-still-failing-too-many-
autistic-people

"Top Autism Charities the Deserve Your Support," by Lisa Jo Rudy,
VeryWellHealth.com: VeryWellHealth.com/top-autism-charities-that-deserve-
your-support-4148382

比尔·格罗斯：

"Bill Gross says he diagnosed his own Asperger's while reading *The Big Short*,"
by Nicole Lyn Pesce, *MarketWatch*: MarketWatch.com/story/bill-gross-says-
he-discovered-he-has-aspergers-2019-03-01

彭博社对比尔·格罗斯的采访：Bloomberg.com/news /videos/2019-03-01/
bill-gross-on-his-asperger-s-diagnosis-and-its-advantages-video

对神经多样性运动的批评：

"Against Neurodiversity," an article by Moheb Costandi on *aeon*: aeon.co/
essays/why-the-neurodiversity-movement-has-become-harmful

具体化思维：

MyEnglishPages.com/site_php_fi les/grammar-lesson-phrasal-verbs.php

爱因斯坦有孤独症吗？

"Genetic Risk of Autism Spectrum Disorder Linked to Evolutionary Brain Benefit," by Bill Hathaway on YaleNews.com: News.Yale.edu/2017/02/27/genetic-risk-autism-spectrum-disorder-linked-evolutionary-brain-benefit

框架效应：

"Why People with Autism Are More Logical," by Rick Nauert, PhD, on PsychCentral.com: PsychCentral.com/news/2016/10/14/why-people-with-autism-are-more-logical/111138.html

女孩与孤独症：

"What Autistic Girls Are Made Of," by Emily Bazelon, in the *New York Times Magazine*: NYTimes.com/2007/08/05/magazine/05autism-t.html

汉斯·阿斯伯格：

Wikipedia entry: Wikipedia.org/wiki/Hans_Asperger

"Hans Asperger, National Socialism, and 'Race Hygiene' in Nazi-Era Vienna," by Herwig Czech in *Molecular Autism*: MolecularAutism.biomedcentral.com/articles/10.1186/s13229-018-0208-6

"New Evidence Ties Hans Asperger to Nazi Eugenics Program," by Hannah Furfaro in *Spectrum*: SpectrumNews.org/news/new-evidence-ties-hans-asperger-nazi-eugenics-program

儿童孤独症的诊断：

Autism Diagnostic Obervation Schedule, 2nd edition (ADOS-2): WPSPublish.com/ados-2-autism-diagnostic-observation-schedule-second-edition

Wikipedia entry on ADOS-2: Wikipedia.org/wiki/Autism_Diagnostic_Observation_Schedule

成人孤独症的诊断：

"What to Do if You Think You Might Be on the Autism Spectrum as an Adult," by Ana Gotter on Healthline.com: Healthline.com/health/autism-in-adults

横向思维：

"Study Finds Autistics Better at Problem-Solving," University of Montreal press release: Eurekalert.org/pub_releases/2009-06/uom-sfa061609.php

李奥·坎纳：

The Autism History Project entry on Leo Kanner: Blogs.UOregon.edu/autismhistoryproject/people/leo-kanner-1894-1981

"Leo Kanner's 1943 Paper on Autism," by Gerald D. Fischbach in *Spectrum*: SpectrumNews.org/opinion/viewpoint/leo-kanners-1943-paper-on-autism

低功能孤独症：

"Low Functioning Autism—Symptoms, Signs, Treatments, and More" from AngelSense.com: AngelSense.com/blog/low-functioning-autism

管理孤独症员工：

The Rochester Institute of Technology's Employer Guide to Supervising Individuals with Autism Spectrum Disorders: RIT.edu/emcs/oce/student/stu_alum_pdfs/Employer%20Guide%20to%20Supervising%20Individuals%20with%20Autism%20Spectrum%20Disorders.pdf

神经多元性运动：

"Neurodiversity: Some Basic Terms & Definitions," by Dr. Nick Walker on his blog: NeuroCosmopolitanism.com/neurodiversity-some-basic-terms-definitions

Some further resources about autism and law enforcement from Neurodiversity.com: Neurodiversity.com/law_enforcement.html

感官问题：

"How Sensory Processing Issues Can Affect Motor Skills," by Kate Kelly on Understood.org: Understood.org/en/learning-thinking-differences/child-learning-disabilities/sensory-processing-issues/how-sensory-processing-issues-can-affect-motor-skills

性与约会：

更多关于孤独症人士性行为的研究参见：Neurodiversity.com:
  Neurodiversity.com/sexuality.html

自我刺激行为：

"What Is Stimming?" by Lori Smith on the Medical News Today website:
  MedicalNewsToday.com/articles/319714

"Autism and Stimming," by Karen Wang on the Child Mind Institute website:
  ChildMind.org/article/autism-and-stimming

孤独症员工的优势：

"Autistic People Should Be Valued for Their Strengths in the Workplace," by
  Peter Sun San Wong in *Spectrum*: SpectrumNews.org/opinion/autistic-
  people-valued-strengths-workplace

"Top 10 Traits of Individuals with Autism Which Get Overlooked," from
  AngelSense.com: AngelSense.com/blog/top-10-traits-individuals-autism-get-
  overlooked

孤独症人士的思维方式：

"Autism's Hidden Gifts," by Olga Khazan in the *Atlantic*: TheAtlantic.com/
  health/archive/2015/09/autism-hidden-advantages/406180

"Research Shows Three Distinct Thought Styles in People with Autism," on
  Forbes.com: Forbes.com/sites/quora/2017/07/05/research-shows-three-
  distinct-thought-styles-in-people-with-autism/#2741bc4c221e

如何与孤独症人士交朋友：

"Autistic People Make Good Friends," by Debra Muzikar on the Art of Autism
  website: The-Art-of-Autism.com/autistic-people-make-good-friends

更多阅读：

NeuroTribes by Steve Silberman

Asperger's Children by Edith Sheffer

Aquamarine Blue 5, edited by Dawn Prince-Hughes

参考文献 ───────────────────────────

Burchi, Elisabetta, Eric Hollander, et al. "Anxiety in Autism Spectrum Disorder." Anxiety and Depression Association of America. Accessed June 23, 2020. adaa.org/learn-from-us/from-the-experts/blog-posts/consumer/anxiety-autism-spectrum-disorder.

Dawson, Michelle. "The Misbehaviour of Behaviourists: Ethical Challenges to the Autism-ABA Industry." Last modified January 29, 2004. Sentex. net/~nexus23/naa_aba.html.

Grandin, Temple. *Thinking in Pictures: And Other Reports from My Life with Autism.* New York: Vintage, 2006.

Grandin, Temple. "How Does Visual Thinking Work in the Mind of a Person with Autism? A Personal Account." *Philosophical Transactions of the Royal Society B: Biological Sciences* 364, no. 1522 (2009): 1437–1442.

Hodges, Andrew. *Alan Turing: The Enigma.* New York: Random House, 2012.

Kanner, Leo. "Autistic Disturbances of Affective Contact." *Nervous Child* 2, no. 3 (1943): 217–250.

Lewis, Michael. *The Big Short: Inside the Doomsday Machine.* London: Penguin UK, 2011.

Polimanti, Renato, and Joel Gelernter. "Widespread Signatures of Positive Selection in Common Risk Alleles Associated to Autism Spectrum Disorder." *PLoS Genetics* 13, no. 2 (2017): e1006618.

Roux, Anne, Jessica Rast, Julianna Rava, Kristy Anderson, and Paul Shattuck. "Employment Outcomes of Young Adults on the Autism Spectrum." *National Autism Indicators Report: Transition into Young Adulthood.* Philadelphia: Life Course Outcomes Research Program, A. J. Drexel Autism Institute, Drexel University, 2015. Drexel.edu/autismoutcomes/publications-and-reports/publications/Employment-Outcomes-of-Young-Adults-on-the-Autism-Spectrum.

References

Soulières, Isabelle, Michelle Dawson, Fabienne Samson, Elise B. Barbeau, Cherif P. Sahyoun, Gary E. Strangman, Thomas A. Zeffiro, and Laurent Mottron. "Enhanced Visual Processing Contributes to Matrix Reasoning in Autism." *Human Brain Mapping* 30, no. 12 (2009): 4082–4107.

Szalavitz, Maia. "Autism—It's Different in Girls." *Scientific American.* March 1, 2016. ScientificAmerican.com/article/autism-it-s-different-in-girls.

Tammet, Daniel. *Born on a Blue Day: Inside the Extraordinary Mind of an Autistic Savant.* New York: Simon & Schuster, 2007.

致　谢 ─────────────────●

　　我要感谢Callisto出版社的工作人员，他们给了我写这本书的机会。感谢中方出版社对我作品的认可，这对我来说是一个巨大的荣誉。我非常荣幸。

　　我还要感谢Edward Yankie，感谢他在我的写作过程中给予我的帮助；感谢我的家人和朋友们长期以来的关心和支持。当然，还有我的粉丝和我在网络上结识的每个人，感谢你们的鼓励，并不断分享我作为一名孤独症谱系障碍人士和艺术家的故事。

　　我真的很感激，感谢你们中的每一个人。

关于作者 ─────────────────●

凯西·沃默，又名拉姆罗夫，是一位自学成才的艺术家和孤独症权益倡导者。作为一名艺术家，他擅长用写实的笔法画他认为有趣的一切，主要是动物。

由于他的孤独症，他擅长从微小的细节中观察世界。他的画作也呈现出这种风格，笔触细腻，逼真生动。2017年，凯西代表加拿大赢得了INAP（国际自然孤独症协会）的奖项。

凯西在荷兰长大，2013年移民到蒙特利尔。他在荷兰生活时，一直在做有关孤独症知识的宣讲，受到了孤独症儿童的老师、家长和护理人员的欢迎。如今，凯西在蒙特利尔继续着这项事业。除此之外，他还制作了大量关于孤独症的YouTube视频，分享他的人生故事。

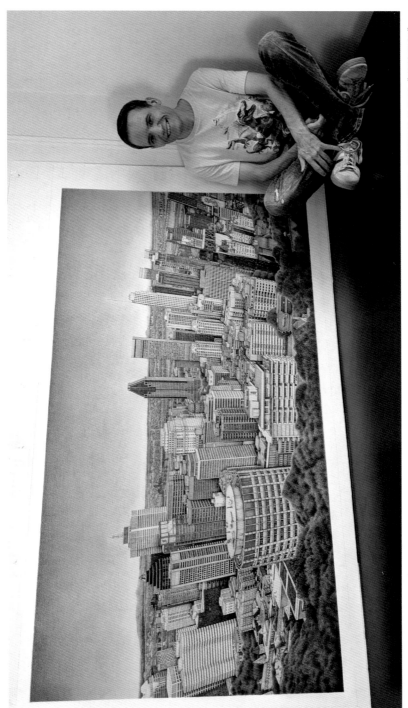

凯西·沃默和他的作品《蒙特利尔》

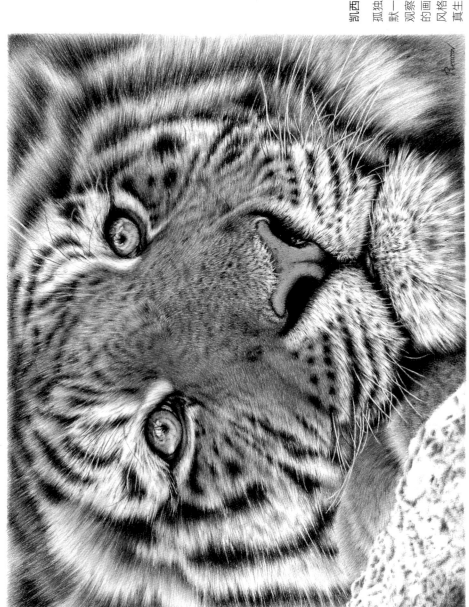

凯西·沃默作品《虎》

孤独症给了凯西·沃默一双善于从细节中观察世界的眼睛。他的画作也呈现出这种细腻，笔触细腻，逼真生动。